KB071635

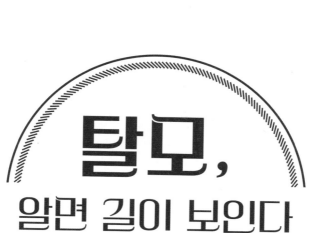

탈모,
알면 길이 보인다

탈모는 어려운 적이다. 그러나, 적을 알고 싸우면 이긴다.

· 저자　김순철 ·

탈모, 알면 길이 보인다

1판 1쇄 발행 2023년 1월 10일

저자 김순철

교정 주현강 **편집** 김다인
마케팅 박가영 **총괄** 신선미

펴낸곳 (주)하움출판사 **펴낸이** 문현광

이메일 haum1000@naver.com **홈페이지** haum.kr
블로그 blog.naver.com/haum1000 **인스타그램** @haum1007

ISBN 979-11-6440-280-9(13510)

좋은 책을 만들겠습니다.
하움출판사는 독자 여러분의 의견에 항상 귀 기울이고 있습니다.
파본은 구입처에서 교환해 드립니다.

/ 서문 /

사람이 살다 보면, 우연이라고 표현할 수밖에 없는 계기들이 있는 듯하다. 사실 전공 분야도 그렇고 그동안 살아온 경험에 비추어 보아도 탈모 분야에 대해 관심을 갖고 전념하게 된 것은 우연이라는 말을 빼고는 설명하기 어려운 것 같다. 아무튼, 시작은 그랬다.

탈모 분야에 대해 관심이 생겨나서, 하나씩 알아 가고 모르는 것에 대해서는 최대한 그 분야의 전문가들을 찾아다니며 물어보기 위해 먼 지방을 마다하지 않고 찾아 달려갔다.

누가 억지로 시켜서는 할 수 없는 일이었다고 생각한다. 그만큼 매우 흥미로운 분야이기도 하고, 스스로 잘못된 선입견에서 벗어나면 도전해 볼 만한 의미 있는 일이라고 생각되었다.

관심을 갖게 된 이후로 탈모로 인해 고통을 받고 있는 사람들을 바라보는 시각이 확실히 달라졌다. 탈모로 고통받는 사람들이 의외로 많다는 것과 그 고통이 상상을 뛰어넘는 경우도 있다는 사실도 알게 되었다.

어느 탈모 환자의 가족이 "탈모는 외로움과의 싸움이고 외로움 자체이다."라고 표현하였는데, 그 한마디에 많은 고통의 의미가 함축되어 있다는 것도 어느 정도는 공감할 수 있게 되었다.

탈모는 정말 어려운 분야이다. 아직 정복하지 못하였을 뿐만 아니라, 적어도 당분간은 완전히 효과가 있는 치료 약이 나오기가 어려울 것이라는 강한 느낌도 받는 것이 솔직한 표현이다.

그렇다고 길이 없는 것은 아니다. 꼭 화학 약품에만 의존할 필요도 없다. 우선 탈모를 야기할 수 있는 잘못된 습관부터 조금씩 고쳐 나가도 상당한 효과가 있을 것이라는 확신은 든다.

필요하면 병원에서 치료를 받아야 한다. 그러나 주변에서 쉽게 구할 수 있는 탈모에 효과가 있다고 '과학적으로 검증된 식물'들을 잘 활용해 보는 것도 좋은 방법이라고 생각한다.

어떤 방법으로 탈모를 치료할 것인지는 탈모인의 선택 영역이다. 그러나 탈모인 스스로 알고 대처하는 것과 모르면서 따라가는 것은 많은 차이가 있을 것이다.

자료를 찾아보면서, 정말 잘못된 정보들과 별로 중요하지 않은 것들을 지나치게 강조하여 탈모로 고통받는 사람들에게 오히려 혼란과 부담을 줄 수 있는 내용들도 마주치게 되었다.

그리고 실제 탈모 시장에서는 탈모에 도움이 된다는 제품이 혜성처럼 등장하였다가 사라지는 씁쓸한 경우들도 지켜볼 수 있었다. 이런 방법이나 제품들이 탈모로 어려움을 겪는 사람들에게 얼마나 도움이 될까 하는 강한 의문이 들 때도 많았다.

탈모에 정말 도움이 되는 제품을 만들어 보아야겠다는 생각을 하게 되었다. 인도의 병리학자 의사분 등과 공동으로 모낭의 줄기세포를 포함한 미세 인자들을 효소 분해 등을 통하여 추출한 후 이를 주사액으로 만드는 특허도 출원할 수 있었다.

그리고 기존의 치료 약인 미녹시딜이나 프로페시아보다도 더 효과적이면서 부작용은 적은 식물들과 그 추출물을 찾기 위한 많은 노력이 이루어지고 있고, 그동안 상당한 성과도 있었음을 알게 되었다.

이렇게 과학적으로 검증된 식물들을 바탕으로 탈모에 도움이 되는 성분들을 어떻게 효과적으로 추출하고, 이들 성분이 목표 부위인 모낭까지 잘 흡수되도록 하는 천연 두피 침투 촉진제를 어떻게 적절히 활용할 수 있는지 등 방안을 고민하고 있다.

이런 와중에 서둘러 이 책을 쓰게 된 것은 탈모 시장에서 정보의 왜곡이 너무 심각했기 때문이다. 한편으로는 그동안 특허를 출원하고 각종 식물과 연관된 분야에 대해 공부를 하면서 정리해 두었던 자료들을 활용할 수 있었기 때문에 이 책을 쓰는 것 자체는 시간이 얼마 걸리지 않았다.

정보의 부족은 그렇다 하더라도, 정보의 비의도적, 의도적 왜곡은 많은 부작용을 초래할 수밖에 없다.

책의 제목이 말해 주듯이, 탈모로 고통을 받는 사람들이 자기 자신의 문제인 탈모에 대해 최소한의 올바른 기본 지식을 갖고 대응하였으면 하는 마음으로 책을 썼다.

최대한 과학적으로 검증된 객관적인 내용만을 포함시키려고 노력하였다.

이 책은 탈모와 관련된 단편적인 지식이 아닌 전반적인 내용을 담고 있다. 이 책을 읽고 나면 탈모에 대한 상당 수준의 지식을 갖게 되리라 생각한다. 연관된 기초 지식까지 포함시켜 다양한 상황에 대처할 수 있는 힘을 갖출 수 있도록 하였다.

흔히들 아는 만큼만 보인다고 한다. 탈모 분야는 아직까지는 확립된 치료 방법이 마땅히 없기 때문에 알아야 한다. 알고 있어야 올바른 치료 방법을 선택할 수 있고 나름의 길을 찾을 수 있다.

탈모는 일부 특정 부류의 사람들만의 문제가 아니고 우리 자신의 문제이다. 대부분의 사람이 정도의 차이는 있지만 노화현상 등으로 결국 탈모에 직면하게 되기 때문이다.

조금이라도 더 도움이 되고, 쉽게 이해할 수 있도록 나름대로 최선을 다했다.

그럼에도 불구하고 이 책의 내용을 읽다 보면, 불가피하게 매우 생소한 성분 용어들과 우리 신체 기관과 관련한 이름이 다수 등장한다. 그래서 다소 어렵게 느껴질 수 있을 것이다.

그러나 용어는 어떤 사물이나 현상을 표현하는 이름에 불과하다. 외국 소설 같은 책을 읽을 때, 아주 긴 외국인들의 이름이 줄줄이 나오는 경우가 있다.

이런 용어들은 외국인 이름과 같은 것이고, 이를 암기할 필요도 없이 '그런 것들이 있나 보다.'라고 생각하고 부담 없이 읽어 나가면 오히려 이해하기가 쉬울 것이다.

목차

/ 제3장 /

현재의 치료 방법은 어떤 것이 있고 한계는 무엇인가

/ 제4장 /

모낭과 머리카락도 피부의 일부이다

/ 제5장 /
생활 속에서 지혜를 찾아보자

정확한 통계는 어렵지만, 대한탈모치료학회 추산으로는 탈모 인구가 1000만여 명에 달한다고 한다. 반가운 일은 결코 아니지만, 탈모인 1000만 시대에 살고 있는 것이다. 우리나라 인구의 4분의 1(25%)에 해당하는 인구이다. 그만큼 탈모로 고민하고 있는 사람들이 매우 많아졌고 탈모에 대한 관심도 많은 것이 현실이다.

탈모는 유독 우리나라만 심각한 것은 아니다. 중국 국가위생건강위원회에 따르면, 2019년 기준 중국의 탈모 인구는 2억 5천만 명으로 우리나라 탈모 인구의 약 25배에 이른다. 2030년에는 무려 3억 3천만 명까지 증가할 것으로 전망했다. 매우 특이한 점은 중국의 탈모 인구 중 18~30세의 젊은 층의 비중이 무려 67%에 이른다는 점이다.

2022년 대통령 선거에서 한 후보의 공약인 "탈모 치료에 대한 건강보험 적용 범위를 확대해서 탈모인에게 혜택을 더 주도록 하겠다."라는 내용은 비탈모인 입장에서는 큰 반향을 일으키지 못할 것이라고 생각되었을 수도 있었을 것이다. 그러나 예상외로 그 공약이 큰 이슈가 되고 큰 사회적 반향을 일으키는 것을 볼 수 있었다. 이런 사례만 보더라도 탈모에 대한 관심이 얼마나 큰 것인지를 방증하는 것일 것이다.

탈모는 불과 수십 년 전만 하더라도 중장년 남성의 전유물로만 여겨졌고 심각하게 생각하는 사람도 많지 않았다. 그런데, 요즘은 남녀노소를 구분하지 않고 탈모에 대한 관심이 부쩍 커졌다. 소득 수준의 증가 등으로 외모에 대한 관심이 커진 영향도 있겠지만, 실제로 탈모 현상이 연령과 성별을 구분하지 않고 광범위하게 확산되었기 때문이기도 하다.

이와 같이 탈모 현상이 광범위하게 확산된 원인은 변화된 현대인의 생활 습관과 환경적 요인의 영향도 작용했을 것이다. 계면활성제가 들어 있는 샴푸의 과다한 사용, 인스턴트식품의 과다 섭취, 공기 등 환경오염 물질에의 노출, 정신적 스트레스의 증가 등을 생각해 볼 수 있다.

탈모는 나이가 들어 감에 따라 나타나는 자연스러운 노화 현상이기도 하다. 머리카락과 이를 생성하는 모낭은 우리 인간의 피부 조직의 일부이다.

나이가 들어 가면 다른 피부 조직도 탄력을 잃고 주름이 많아지는 등 노화 현상이 자연히 뒤따르듯이, 피부 조직에 속하는 머리카락도 마찬가지로 나이가 한 살, 두 살 더 들어 감에 따라 노화가 되어 굵기가 얇아지고 점차 빠지게 되어 탈모 현상이 발생하는 것은 불가피한 측면이 있다.

그러나 그 정도가 과도하게 되는 경우나 특히 이제 막 사회생활을 시작하려는 젊은이들에게는 탈모가 단순한 자연적 현상이라고 치부하고 그칠 성질의 차원의 것이 아니다. 탈모를 겪지 않는 일반인에게는 탈모가 단순한 외모나 미용의 문제에 불과할지 모르지만, 정작 탈모를 겪고 있는 당사자에게는 탈모는 단순한 외모나 미용의 문제를 넘어서는 심각한 현실적인 문제인 것이다.

탈모는 당장 생명에 지장을 초래하는 질병으로 분류되고 있지는 않지만, 오히려 다른 중증 환자가 겪는 것과 비슷하거나 그 이상의 심리적, 정신적인 트라우마(Trauma)를 초래하고, 자신감 상실 등으로 사회생활과 삶의 질까지 악영향을 미치게 된다는 연구 결과도 많이 있다.

그런데 현재 탈모를 치료하고 싶어도 알려진 효과적인 치료 방법이 별로 없다는 것이 가장 큰 문제이고, 이것이 탈모인들의 진정한 고민이다. 병원 치료를 받아 크게 효과를 보았다는 사람들이 많지 않다 보니 병원을 찾아 치료를 받는 사람의 비율도 전체 탈모인 1000만 명 전체의 2~3%에 불과한 연간 약 24만 명 정도이다.

더욱 난감한 것은 탈모인에게 탈모에 관한 정확한 정보나 지식을 제공해 주는 곳도 많지 않다는 것이다. 탈모에 대한 관심은 매우 큼에도 불구하고, 정작 당사자인 탈모인들이 탈모에 대해 아주 기본적인 지식도 갖고 있지 못하고 있는 실정인 것이다.

상황이 이렇다 보니 본인의 삶의 질에 심각한 영향을 미치는 탈모에 관하여 자신이 어떻게 대처해야 할지 판단이 서지 않고 의사 결정을 하기가 매우 어렵다. 치료 방법이 확립되어 있는 경우에는 그 질병에 대해 자세히 몰라도 잘 치료를 받을 수 있다. 그러나 탈모의 경우는 그렇지 않다는 것이다.

탈모에 대한 정보와 지식이 부족하다 보니, 할 수 있는 유일한 방법은 다른 사람들이 많이 하는 방식들을 따라해 보는 것이다.

그 결과 군중 심리가 많이 작용한다. 병원을 찾아가 치료를 받기보다는 탈모에 좋다는 샴푸도 사서 써 보고 영양제도 먹어 보는 방식이다. 다른 사람들도 하는 것이니 심리적으로는 조금은 안심이 되기도 하지만, 지금까지 대부분이 공감할 수 있는 효과적인 방법은 발견되지 못하고 있다.

한마디로 탈모인에게는 매우 난감한 상황일 수밖에 없다. 가만히 앉아 진행되는 탈모 현상만을 지켜볼 수도 없고 그렇다고 뚜렷한 대안도 마땅한 것이 없는 것이다.

이런 상황을 눈치챈 일부 사람은 탈모인들의 이러한 심리를 교묘하게 이용하여 탈모에 별 효과도 없는 제품을 마치 굉장한 효과가 있는 것처럼 탈모인들을 현혹하여 아주 비싼 가격에 떠넘기기도 한다.

그래서 오히려 탈모에 나쁜 영향을 미치는 방법과 제품들까지도 탈모 치료용으로 둔갑하여 시장에 우후죽순처럼 하루가 멀다 하고 나오고 있는 것도 현실이다.

이로 인하여 제2차적인 부작용이 발생한다. 군중 심리에 의존하거나 나름 효과가 있을 것이라고 생각하는 방법들을 찾아다니다가 시간과 비용을 낭비할 뿐만 아니라 치료 시기를 놓치고 오히려 더 탈모가 악화되는 경우까지 발생한다.

당사자인 탈모인 자신이 탈모에 대한 기본 지식을 갖출 필요가 있다. 그래야 탈모에 대해 어떻게 대처할지를 알고, 제품 등을 고를 때 올바른 선택을 할 수 있다.

탈모인들이 탈모를 연구하는 전문가와 같은 깊이 있는 지식까지 알 필요는 없을 것이다. 그러나 신뢰성 있는 정보와 치료 방법이 턱없이 부족한 상황에서는 더욱이 본인이 어느 정도는 판단을 할 수 있을 정도의 적당한 수준의 기본 지식 정도는 갖추어야 한다.

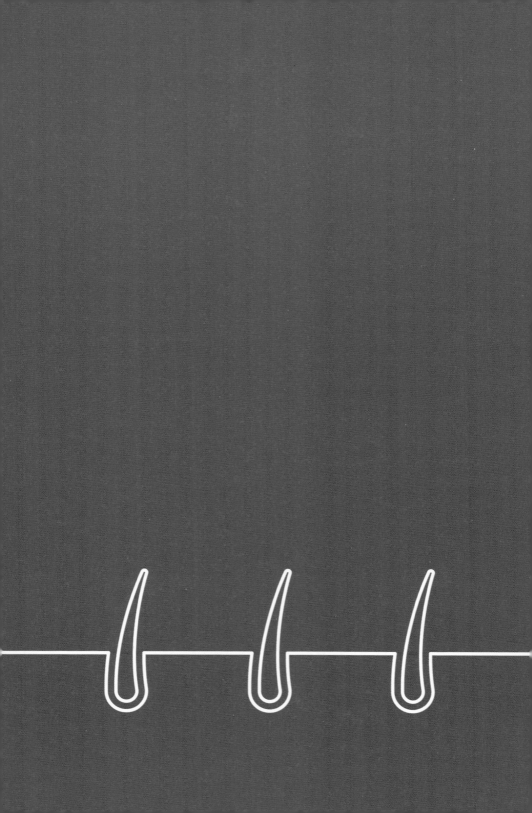

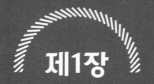

제1장

머리카락은
어떻게 자라나는가

머리카락이 자라나는 모낭이라는 주머니는 어떻게 생겼을까

한마디로 모낭(Hair Follicle)은 피부 속에 감춰져 있으면서 머리카락을 감싸고 있는 기다란 주머니이다. 이곳에서 머리카락이 생성되고 자라고 빠진다.

'머리카락을 만들어 내는 공장'과도 같은 역할을 하는 우리 신체의 일부로서 그 자체가 작은 기관(organ)이다. 당연히 모낭이 건강해야 굵고 튼튼한 머리카락이 잘 자라날 수 있는 것이다.

모낭의 형태와 주변에는 무엇이 있는지에 관한 그림은 아래와 같다.

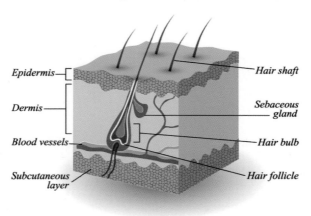

【 그림 】모낭의 형태

모낭은 피부의 가장 바깥쪽인 표피(Epidermis)를 지나 진피(Dermis) 속에 자리를 잡고 있음을 볼 수 있다. 주변에는 땀샘(Sweat Gland)도 있고 피지를 분비하는 피지샘도(Sebaceous Gland) 있고 모세혈관(Blood Vessel)들도 있다.

두피에는 약 10만 개의 모낭이 존재하고 있다. 이 모낭들은 태아 3개월에 만들어지기 시작해 태아 7개월에 이미 다 만들어지고, 태어난 이후에는 새롭게 만들어지지 않는다고 한다.

머리카락과 모낭은 모든 동물에게 있는 것은 아니다. 오직 인간을 포함한 포유동물에만 존재하는 신의 선물이기도 하다.

머리카락은 주로 단백질의 일종인 케라틴(Keratin)이라고 하는 죽은 세포들로 구성되어 있다. 그래서 우리가 이발소나 미장원에서 머리카락을 잘라 내도 피가 나지 않고 아프지도 않은 것이다.

모낭은 그 크기는 비록 작지만 계속해서 머리카락을 자라나게 하기 위해, '세포 분열'이 매우 활발히 일어나고 있다는 특징이 있다. 그리고 모낭 안에는 중요한 여러 종류의 세포와 또 다른 작은 기관들이 모여 있는 매우 복잡하면서도 역동적인 기관(Organ)에 해당한다.

피부에 좋은 것은 탈모 예방과 치료에도 도움이 된다

여기서, 먼저 기억해야 할 것은 머리카락이나 모낭이나 우리의 피부 조직의 일부라는 것이다. 따라서 피부에 좋은 것들은 탈모에도 도움이 되는 것이고, 피부에 나쁜 영향을 미치는 것들은 탈모에도 악영향을 미치는 것이다. 이것을 탈모에 도움이 되는지 여부를 판단하는 첫 번째 기준으로 삼으면 된다.

어떤 것이 피부와 탈모에 도움이 되는지 잘 판단이 되지 않을 때는 우선 경험과 상식 등을 바탕으로 생각하면 된다. 그러나 기본적인 지식을 갖추고 있으면 더욱 쉽게 판단할 수 있을 것이다.

머리카락을 생산해 내는 공장 역할을 하는 모낭에는 어떤 것들이 들어 있나 몇 가지만 살펴보자.

우선, 머리의 색깔을 결정하는 멜라닌 세포라고 불리는 것이 모낭 안에 있다. 멜라닌 세포는 머리카락의 색깔을 나타내는 기능을 하므로, 이 세포들이 열심히 일을 잘하게 되는 정상적인 경우에는 새까맣고 윤기가 나는 머리카락을 생산해 낼 것이다. 만약, 그렇지 않고 멜라닌 세포가 제대로 일을 하지 못한다면 염색이 제대로 되지 않은 하얀 머리카락이 나올 것이다.

나이가 들어서도 우리 신체 부위 중에서 끊임없이 자라나는 것이 몇 개 있다. 손톱, 발톱 그리고 머리카락이 그것이다. 또 다른 것이 있나 이번 기회에 한번 생각해 보자. 잘 생각이 나지 않는 것을 보니 없는 것 같다.

우리의 모낭에는 힘이 세고 능력이 탁월한 줄기세포라는 것이 있다

머리카락처럼 무엇이 계속해서 자라나게 하기 위해서는 많은 에너지와 영양분이 공급되고 신진대사가 계속해서 일어나야 한다. 이를 생물학적 측면에서 보면 '세포 분열'이 계속되어야 하는 것이다. 그 중심에 탁월한 능력을 갖춘 줄기세포라는 것이 있다.

줄기세포는 우리 몸을 구성하는 약 60~100조 개의 세포 중에서 두 가지 특징을 갖고 있는 세포만을 따로 떼어 이름을 붙인 것이다.

줄기세포란, '자기재생'과 '분화'가 가능한 완전히 분화되지 않은 자가 증식 능력을 갖고 있는 원시 단계의 세포를 의미한다. 혈액이나 복부 지방, 골수 등에 많이 분포되어 있다.

간, 위장 등과 같은 여타 신체 기관들은 상처 등의 자극이 있을 때만 '자기재생'을 하지만, 모낭의 줄기세포는 상처 등의 자극이 없어도 자동적, 주기적으로 자기재생을 할 수 있는 특성을 지니고 있다. 머리카락을 계속 자라나게 하기 위해서이다.

참고로, 줄기세포는 크게 수정란의 배반포에서 얻어지는 '배아줄기세포'와 다 자란 우리의 여러 신체 기관에 존재하는 '성체줄기세포'로 구분할 수 있다.

배아줄기세포를 활용하는 것은 생명 윤리 및 암세포로의 변형 가능성 등으로 인하여 엄격한 규제를 받고 있다. 한때 황우석 박사가 복제 양 돌리 등으로 이슈를 만들었던 것도 배아줄기세포를 활용했기 때문이다. 전반적인 줄기세포에 대한 부정적인 인식이 아직 남아 있는 것도 배아줄기세포와 관련이 있다.

그러나 현재 성체줄기세포는 다양한 질병에서 활용 가능성이 커 여러 나라에서 활발히 연구되고 있을 뿐만 아니라 실제 치료에도 많이 활용되고 있다. 따라서 현재 치료 및 시술 등에 사용되는 줄기세포는 성체줄기세포라고 생각하면 된다.

그러나 성체줄기세포는 이미 다 자란 성체 조직에서 얻어지는 줄기세포이므로, 증식 능력이 배아줄기세포에 비해 떨어지고, 분화 가능한 조직의 범위도 한계가 있다. 반면에, 다른 방향으로 분화되는 변형 가능성이 적어 다루기에 훨씬 안전하고 윤리적인 문제도 야기하지 않는 장점이 있다.

우리의 모낭 안에도 성체줄기세포가 다수 존재한다. 이들이 머리카락을 자라나게 하는 데 결정적 역할을 하는 것이다. 모낭에 있는 줄기세포는 다른 기관에 있는 줄기세포보다 더욱 특이하고 우월한 특성까지 갖추고 있다.

미국 위스콘신 의과대학 신경생물학-해부학 교수 마야 시버-블럼 박사가 의학 전문지 『줄기세포: 세포 분화-증식 국제저널(Stem Cells: International Journal of Cell Differentiation and Proliferation)』에서 모낭 안의 돌출부인 벌지(Bulge)라고 불리는 곳에 자리 잡고 있는 줄기세포가 배아줄기세포와 성체줄기세포의 장점을 조금씩 섞은 가소성(plasticity)이 매우 높은 줄기세포라고 밝혔다. 이러한 가소성으로 인하여 '만능 세포로서의 성질'을 갖고 있다는 것이다.

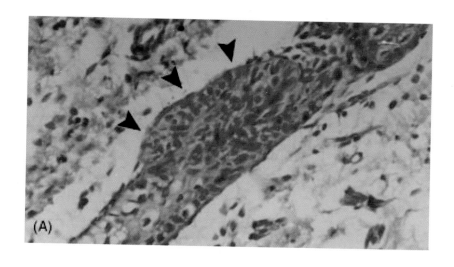

【 그림 】모낭의 줄기세포들(출처: 참고 문헌 35)

여기서 가소성의 의미는 다양한 변화 가능성의 의미로 생각하면 된다. 즉, 모낭에 있는 줄기세포는 머리카락만 생산할 수 있는 것이 아니라, 다른 신체 기관까지도 생산해 낼 수 있는 가능성과 능력이 있다는 것이다.

예컨대, 모낭 안에 있는 줄기세포는 우리 몸에 상처가 났을 경우에는 지원군이 되어 달려가서 치료를 해 주는 능력까지도 갖추고 있는 것이다.

즉, 모낭의 벌지 구역이라는 곳에 모여 있는 줄기세포(따라서, '벌지줄기세포'라고 불리기도 한다)는 피부 재생, 신경 재생, 피지샘 재생, 심지어 각막 재생 등 다른 조직으로의 분화 가능성도 매우 높은 특징을 갖고 있어 전반적인 줄기세포 연구에 있어서도 관심을 집중적으로 받고 있다.

실제로, 모낭에 있는 줄기세포를 활용하여 피부가 하얗게 변하는 백반증을 치료하기도 하고, 눈의 각막 치료에 활용되기도 한다.

이런 내용이 다소 어렵게 느껴진다면, 모낭에는 다른 신체 기관에 존재하는 여타의 줄기세포보다 더 힘 있고 유능한 줄기세포가 존재하기 때문에 우리의 머리카락을 끊임없이 잘 자라게 하고 있다는 정도로 이해하면 될 것이다.

머리카락이 자라는 데 모유두의 역할은 매우 중요하다

머리카락이 자라는 것과 관련하여 또 다른 중요한 역할을 하는 것이 '모유두(Dermal Papilla)'라고 불리는 것이다. 여성의 유두처럼 바닥에서 볼록 튀어나온 모양을 하고 있고, 모낭의 움푹 들어간 오목이에 볼록이처럼 잘 끼워 맞춰져 있다.

모유두는 모낭에 필요한 것들을 공급하는 공급자 역할을 한다. 즉, 모낭은 모유두를 통하여 영양분과 혈액, 산소 등 머리카락을 자라나게 하는 데 필요한 성분들을 공급받는다.

그뿐만 아니라 모낭은 후술하는 바와 같이 각각의 모낭이 성장기, 퇴행기, 휴지기라는 3단계 주기를 갖게 되는데, 이때 지휘관이 지휘 신호를 보내는 것과 마찬가지로 각 단계의 진입 등 성장 주기를 통제하는 '각종 신호'를 보내는 역할도 모유두가 담당하고 있다.

피지샘도 있다. 이곳에서 피지(지방 기름)를 생산하여 모공을 통하여 밖으로 분비하게 된다. 땀을 배출하는 땀샘도 이웃하고 있다.

여기에서는 모낭의 주요 구성 요소 몇 가지만 언급하였지만, 모낭에는 여기에서 언급되지 않은 세포들과 미세 인자들도 존재한다. 이들도 매우 중요한 역할을 하므로, 이들이 없으면 정상적인 머리카락은 자라나지 못할 것이다.

이들은 각자 독자적인 기능을 담당하기도 하지만 상호 작용을 하기도 한다. 즉, 오케스트라에서 여러 연주자가 모여 아름다운 음악을 만들어 내듯이 이들 구성 기관 및 구성 요소들이 '상호 협력'하여 건강한 머리카락을 끊임없이 만들어 내는 것이다.

그러나 머리카락이 어떻게 자라나고 탈모가 어떤 원인에 의해서 발생하는지에 대한 연구가 계속해서 이루어지고 있지만, 현재까지는 만족할 만한 결과를 얻고 있지 못하고 있는 실정이다.

머리카락을 자라나게 하는 모낭이 작은 기관에 불과하고 머리카락이 자라는 것은 단순한 과정처럼 인식될 수도 있으나, 매우 다양한 요소의 영향을 받으며 복잡한 메커니즘을 통해야 가능하다.

따라서. 이를 연구하는 것이 매우 어려운 분야에 속하고 아직까지도 제대로 된 탈모 치료 약이 개발되지 못한 이유이기도 하다.

모발은 주기를 갖고 자라나고 빠진다

모발은 성장기(Anagen)-퇴행기(Catagen)-휴지기(Telogen)를 거쳐 다시 성장기로 이어지는 모발 주기를 반복하며 자라고 빠진다. 성장기는 모발을 성장시키는 시기로 평균 5년 정도이다. 이 정도 장기간의 성장기를 갖는 것은 인간의 머리카락만의 독특한 특징이기도 하다.

여기서 모낭의 성장 주기가 약 5년이라고 하는 것은 5년마다 머리카락이 빠지고 새로 나는 과정이 반복된다는 의미이다. 즉, 성년의 경우에는 현재 갖고 있는 머리카락은 태어날 때부터 있던 머리카락이 아니라 모두 최근 약 5년간 새롭게 만들어진 것이다.

포유동물만이 털을 갖고 있다. 인간도 머리 부분뿐만 아니라 눈썹 등 신체의 다른 부위에도 털이 있다. 그런데, 유독 인간의 머리카락만이 아주 길게 자라난다. 인간의 머리카락만큼 길게 자라나는 털은 아마 다른 동물들에게서는 찾아보기 힘들 것이다.

인간을 만물의 영장이라고 부르기도 한다. 이것은 인간이 육체적인 힘이 다른 동물에 비해 강하기 때문이 아니라, 오로지 지능과 두뇌에서 비롯된 것이다. 이러한 두뇌를 보호하기 위해 거기에 걸맞게 긴 머리카락이 있는 것 같다.

이와 같이 털의 길이를 결정하는 것이 모발의 성장 기간이다. 우리 머리털은 성장기가 3~7년으로 매우 길어 우리가 머리카락을 자르지 않으면 1m 이상 자라날 수 있다.

이것이 매우 독특한 특징인 것을 금방 알 수 있는 것은 다른 신체 부위의 털들과 비교해 보면 된다. 우리 몸의 다른 부위의 털이나 눈썹은 자르지 않아도 길게 자라나지 못한다. 눈썹의 경우 성장 기간이 약 7주 정도로 머리카락에 비해 매우 짧기 때문이다.

참고로, 인간의 탈모 연구 등에 자주 활용되는 마우스의 경우에도 2~3개월에 불과하다. 그런 만큼 인간의 두피와 마우스의 털은 차이가 있는 것이다. 따라서 마우스 실험에서 얻어진 결과를 인간의 두피에 그대로 적용할 수는 없다.

한편, 우리 머리카락은 동물들에게서 가끔 볼 수 있는 소위 털갈이를 하지 않는다. 모낭은 10만 개의 주기가 각자 개성을 갖고 독자적으로 활동하고 주기(Cycle)도 각각 다르다. 그렇기 때문에 동시에 머리카락이 빠졌다가 생겨나는 털갈이를 하지 않는 것이고, 털갈이를 하는 동물들은 모든 털의 주기가 같아 털갈이 현상이 발생하는 것이다.

머리카락은 마냥 성장만 하는 것은 아니다. 이 성장기가 끝나면, 이후 성장이 멈추는 2~3주 정도의 짧은 퇴행기를 거쳐 탈락을 준비하는 2~3개월간의 휴지기를 맞는다. 휴지기의 모발은 모낭 결체 조직의 힘으로 붙어 있을 뿐 곧 빠지게 된다.

일생 동안 약 10~30번의 모낭 주기를 겪게 된다. 개별 모낭을 중심으로 보면, 약 20번의 털갈이를 하는 것이다.

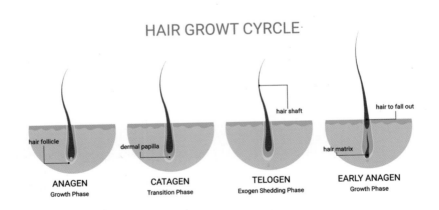

【 그림 】 모낭의 주기

하루에 100개 정도의 머리카락이 빠지는 것은 지극히 정상적인 것이다

성인의 몸은 60~100조 개라는 엄청난 숫자의 세포로 구성되어 있다고 한다. 매일 약 1.5g에 해당하는 약 5억 개의 세포와 100여 개의 머리카락이 우리 몸에서 떨어져 나가고 다시 채워지는 과정이 일생 동안 반복된다.

모낭은 위와 같이 주기(Cycle)를 갖고 있기 때문에, 매일 약 100여 개의 머리카락이 빠지고 다시 자라는 것은 지극히 정상적인 현상이다. 따라서 아침에 머리를 감다가 몇 가닥의 머리카락이 빠지는 것을 보고 너무 놀랄 필요는 전혀 없는 것이다. 그러나 그 이상이 빠지면 탈모를 의심해 보아야 한다.

매일 빠지는 머리카락은 아침에 샴푸를 할 때만 빠지는 것은 당연히 아니다. 부지불식간에 빠지는 것이다. 따라서 샴푸를 하는 동안에만 100개의 탈모가 있다면 하루에 빠지는 머리카락의 숫자는 그보다 훨씬 많을 것이다.

따라서, 우리가 하루에 자신의 머리카락이 몇 개가 빠지는지는 일일이 셀 수가 없다. 대충 짐작할 수 있을 따름이다.

특정 시점을 기준으로 보면, 두피에 존재하는 전체 모발의 약 86%는 성장기 상태이고, 약 1%는 퇴행기 그리고 나머지 약 13%는 휴지기 상태이다.

휴지기에 모발이 과하게 빠지거나 휴지기 이후 성장기에 모발이 제대로 성장을 하지 못하게 되면 탈모 현상이 나타나게 되는 것이다.

탈모가 유난히 많다는 느낌을 받는 계절이 있다. 가을에 나뭇잎이 우수수 떨어지듯 탈모도 가을에 심하게 나타난다. 이를 '환절기 탈모'라고도 부른다.

우리의 머리카락은 계절적인 영향도 받기 때문에 발생하는 현상이다. 봄인 3월에 가장 왕성한 활동을 보이다가 가을인 9월에 가장 낮은 활동성을 보인다. 가을에 머리카락이 유난히 많이 빠지는 이유이다.

가을에는 일교차가 가장 크기 때문에 두피의 유분과 수분의 균형이 잠시 무너져 두피가 건조하게 되고, 여러 현상이 복합적으로 작용해 탈모를 촉진하게 된다. '두피 건조'가 탈모를 유발하는 가까운 하나의 원인임을 알게 해 준다.

따라서, 가을에 머리카락이 평소보다 조금 더 빠진다고 해서 너무 걱정할 일은 아니다. 그러나 이 시기에 두피를 잘못 관리하게 되면 영구적인 탈모로 이어질 수 있기 때문에 특히 주의해야 하는 시기이기도 하다.

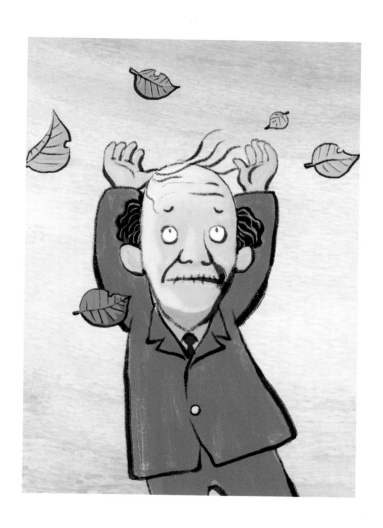

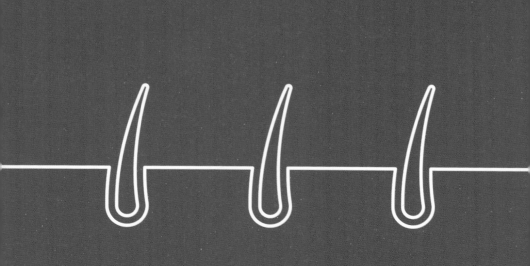

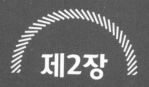

제2장

탈모의 원인은
무엇인가

탈모는 왜 일어나는 것인가

이 책을 읽는 독자들은 탈모에 관심이 많은 사람들일 것이다. 어떠한 문제든 원인을 알아야 해결책을 찾을 수 있다.

그러나 탈모에 대한 근본적인 치료법은 물론이고 정확한 원인에 대해서도 충분히 알려져 있지 않은 실정이다. 이 의미는 원인을 전혀 알지 못한다는 것이 아니라 부분적으로만 안다는 것이고, 어떤 유전적 요소로부터 시작해서 어떠한 경로를 통하여 탈모가 유발되는지 등이 정확하게 밝혀지지 못했다는 것이다.

수많은 사람이 탈모로 정신적, 심리적 고통을 겪고 있음에도 불구하고, 이만큼 미지의 영역으로 남아 있는 신체 부위도 없을 것이다.

그러나 지금까지 밝혀진 탈모의 원인도 상당하다. 물론 그 원인이 매우 다양한 만큼, 그에 대응한 치료 방법도 다양할 수밖에 없다.

충분히 만족할 수준이 아니어서 그렇지 치료법도 나름 있다. 병원 치료를 받고 많이 좋아졌다는 사람도 꽤 많다.

탈모는 자연적인 노화 현상으로도 발생하는 것이다

우리가 탈모의 원인에 대해 고민하기에 앞서 무엇보다 먼저 알아야할 것이 탈모는 나이가 들어 감에 따라 나타나는 너무나 자연스러운 노화 현상의 일종이라는 것이다.

국내 연구에 따르면, 50대에서 70대가 되면 탈모 비율이 남성은 약 25%→50%, 여성은 12%→25%로 약 2배로 증가한다. 나이가 들어 감에 따라 탈모 현상이 심화되는 것을 알 수 있다.

노화 현상은 우리 인간이 피할 수 없는 것이다. 우리 인간의 생로병사의 과정의 자연스러운 과정에 불과한 것이다. 당연히 두피와 머리카락만 노화 현상을 겪는 것은 아니다. 우리의 모든 신체 기관이 노화 현상을 겪게 되고 그 기능이 떨어지게 된다. 밖으로 드러나는 것들은 외관도 변하고 젊은 시절에 비해 볼품이 없어진다.

머리카락과 이를 만들어 내는 모낭은 우리 피부 조직의 일부이다.

우리 피부가 나이가 들어 감에 따라 탄력이 줄어들고 주름이 많아지는 것처럼 머리카락도 점점 굵기가 얇아지고 숫자도 줄어드는 것은 당연하면서 자연스러운 현상이다.

탈모가 노화 현상의 일환이라는 점을 강조하는 것은 나이가 들어 감에 따라 어느 정도의 탈모 현상이 나타나는 것에 대해 너무 민감하게 반응하여 이로 인해 지나친 스트레스를 받을 필요는 없다는 것이다.

물론 노화가 반가운 사람은 아무도 없을 것이고, 이를 극복하고 좀 더 오랫동안 젊음을 유지하려는 노력을 하는 것은 별개의 문제이다.

중국을 최초로 통일하여 막강한 권력을 쥐게 된 진시황제가 늙지 않기 위해 불로초를 찾아다니는 등 수많은 노력을 하였지만 결국 모두 헛수고였던 것을 교훈으로 삼아 노화 현상에 대해서는 현실을 담담히 받아들일 필요도 있는 것이다.

탈모는 위와 같이 자연스러운 과정이기도 하지만, 유전적·선천적 요인과 비유전적·후천적 요인에 의해서 탈모 현상이 심각하게 발생할 수도 있다.

AGING PROCESS

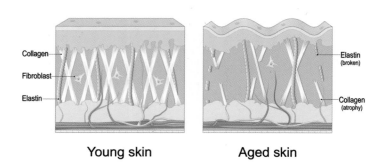

Young skin   Aged skin

탈모는 유전적인 요인이 가장 크게 작용한다

탈모를 생각할 때 누구나 먼저 생각하게 되는 것이 유전적 요인이다. 부모 중 한쪽이 탈모 증상이 있으면 그 자녀들도 탈모 현상이 나타나는 것을 흔히 볼 수 있기 때문이다. 물론, 탈모의 모든 근본이 유전적인 것은 아니다.

탈모는 유전성이 강한 질환이고 우성 유전의 성격까지 갖고 있다. 유전에 의한 탈모는 부계(父系)뿐만 아니라 모계(母系)의 영향도 받는다. 양쪽에 있으면 그 영향력은 두 배가 되는 식이다. 풍문에는 탈모는 대(代)를 걸러 발생한다고도 하지만, 안타깝게도 그러한 근거는 전혀 없다.

유전성이 강하다는 것이 부모 중 한 명이 탈모 증상이 있으면, 모든 자녀가 탈모 증상을 비슷하게 겪을 수밖에 없다는 의미는 결코 아니다. 자녀마다 정도의 차이가 있다. 안 나타날 가능성도 있는 만큼 미리 걱정할 필요는 없다.

지금까지 탈모의 원인으로 유전적인 측면이 강조되어 탈모에 대한 연구가 많이 이루어지지 않은 측면도 있다. 유전적인 요인에 의한 것이라면 인간에게는 적용하기 불가능한 유전자 조작 이외에는 다른 치료 방법이 마땅히 없다고 생각되었기 때문이다.

아무튼, 유전적 요인이 크다고 하더라도 유전적 요인이 과연 어떤 경로를 거쳐서 탈모를 야기하는 것일까 궁금해진다.

즉, 유전적 요인이 탈모의 먼 원인(遠因)이 된다면, 이로 인한 더 가까운 근인(近因)은 무엇인가이다. 이에 대해서는 아직 명확하지 않은 부분이 많다.

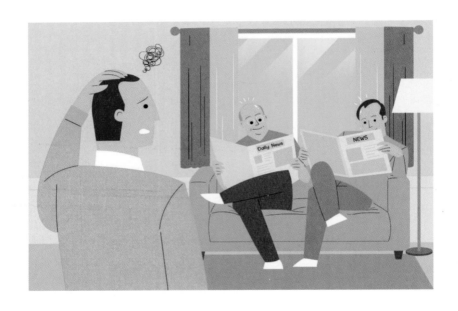

면역 체계의 고장, 스트레스, 약물 치료 등이 원인이 될 수 있다

먼저, 탈모의 주요 형태를 살펴보면, 유전적이고 호르몬의 영향을 받는 안드로겐형 탈모(Androgenetic Alopecia)와 자가 면역성 고장에 기인한 원형 탈모증(Alopecia Areata)이 있다.

원형 탈모증의 경우, 매우 드물기는 하지만 심한 경우에는 머리카락이 전부 빠지는 '전두 탈모' 또는 온몸의 털이 빠지는 '전신 탈모'로까지 이어지기도 한다.

우리가 스트레스를 심하게 받을 때도 탈모가 일시적으로 많이 일어나는 경우가 있다. 어떤 일로 엄청난 스트레스를 받는 와중에 머리를 감다가 머리카락이 뭉텅이로 빠지는 것을 발견하고 놀라는 경우이다.

이런 경우에는 스트레스 요인이 해소되면 머리카락은 다시 자라나게 된다. 굳이 병원을 찾거나 이러한 탈모로 인해 새로운 스트레스를 받을 필요는 없다.

한편, 항암 치료를 받는 환자들을 보면 치료 과정에서 일시적으로 머리카락이 빠지는 현상을 볼 수 있다. 이를 '성장기 탈모'라고 부르기도 한다. 잘 성장하고 있던 머리카락이 빠지는 경우에 해당한다고 해서 붙여진 이름이다.

암은 변이 세포가 통제되지 않고 분열을 계속함으로써 발생하는 '종양 현상'이므로, 항암 치료에서는 세포 분열을 억제하는 약을 투여하게 된다. 그 결과, 모낭 안에 있는 세포들까지 영향을 받아 세포 분열을 하지 못하게 된다.

즉, 건강한 모발이 자라나기 위해서는 모낭 안에서 계속해서 활발하게 세포 분열이 일어나야 하는데, 항암 치료로 인하여 모낭 안의 세포까지 세포 분열을 하지 못하게 되어 멀쩡하게 잘 자라던 머리카락이 빠지게 되는 것이다.

이와 같이 탈모는 약물 치료 과정에서 발생할 수도 있는 것이다. 항암 치료에서만 발생하는 것은 아니고, 피임약, 관절염 치료제 및 심지어 여드름 치료 과정에서도 정도의 차이는 있지만 탈모 현상이 발생할 수 있다.

다만, 약물에 의한 탈모의 경우에는 대부분 치료 과정이 끝나면, 다시 머리카락이 자라나기 때문에 이 경우에도 탈모를 걱정할 필요는 없다.

또한, 물리적인 힘에 의해 머리카락이 소위 뽑히는 경우에 머리카락이 다시 자라나는지 여부이다. 흰머리를 뽑으려다가 안타깝게도 검은 머리카락을 뽑았다고 하자. 이런 경우에는 그 모낭에서 다시 검은 머리카락이 자라난다. 흰 머리카락을 뽑으면 흰 머리카락이 자라날 것이다. 따라서, 흰머리를 줄이기 위해 흰머리를 뽑을 필요는 없는 것이다.

왜냐하면, 머리카락은 물리적인 힘에 의해 빠졌지만, 머리카락을 만들어 내는 공장 역할을 하는 모낭은 손상이 되지 않고 그대로 존재하는 경우가 대부분이기 때문이다. 그러나 두피에 화상이나 크게 상처를 받아 모낭까지 손상된 경우에는 머리카락은 다시 자라나지 못할 것이다.

그렇더라도 머리카락을 일부러 뽑는 것은 좋지 못하다. 몇 번은 모낭이 봐주지만, 계속해서 반복하면 모낭이 손상을 입게 되어 제대로 된 머리카락을 생산하지 않을 것이기 때문이다.

이제 본격적으로 지금까지 다양한 연구를 통하여 밝혀진 좀 더 직접적인 탈모 원인들에 대해서 알아보자.

남성 호르몬의 과다가 탈모의 중요한 원인이다

남성뿐만 아니라 여성들의 공통적인 약 80% 이상의 탈모 원인은 안드로겐형 탈모라고 하는 것이다. 이것은 호르몬의 이상 현상이고 불균형 때문에 발생하는 것이다. 여기서 '안드로겐(Androgen)'은 남성 호르몬의 일종이다.

그런데, 좀 의아하게 생각되는 것은 남성 호르몬에 의한 탈모인데 남성뿐만 아니라 여성들도 안드로겐형 탈모가 있는지 여부이다. 결론부터 말하면 여성들의 탈모 원인의 대부분도 안드로겐형 탈모이다. 그 이유에 대해서는 이 책을 끝까지 읽다 보면 저절로 이해가 될 것이다.

그렇다고 여성이 남성과 같은 정도로 영향을 받는 것은 아니다. 남성이 여성보다 '안드로겐형 탈모' 빈도가 약 2배 정도 높다. 그 이유는 남성이 여성보다 안드로겐형 탈모를 유발하는 Androgen Receptor와

5AR 효소가 많기 때문이다.

여기서는 호르몬과 관련된 것이므로 좀 어려운 '용어'들이 등장한다. 용어는 용어일 뿐이니, 앞서 언급한 대로 '모르는 외국인 이름이 지금부터 조금 많이 나오는구나.' 하고 생각하면 된다.

안드로겐형 탈모는 남성 호르몬인 테스토스테론(Testosterone)이 5알파환원효소(5-Alpha-Reductase, 어렵고 긴 용어이므로 이하 '5AR'이라 한다)의 영향을 받아 다이하이드로 테스토스테론(Dihydro-Testosterone, 이하 'DHT'라 한다)으로 변화해서 발생한다.

DHT는 테스토스테론보다도 5~6배나 더 강한 남성 호르몬이다. 이로 인하여 호르몬의 균형을 잃게 되면서 탈모가 발생하는 것이다.

탈모 분야에서는 DHT에 대한 원성이 자자하지만, 꼭 나쁜 역할만 하는 것은 아니다. 좋은 역할을 하는 경우도 있다.

우리의 건강과 신체 기관에서 '항상성(Homeostasis)'과 '균형(Balance)'의 개념은 매우 중요하다. 아무리 강조해도 부족하지 않다고 표현된다. 탈모의 원인도 궁극적으로는 항상성과 균형이 깨지면서 나타난다고 보면 맞다. 따라서, 이 개념은 이 책에서 명시적 또는 암시적으로 계속해서 반복적으로 등장하게 될 것이다.

항상성과 균형은 어떤 것이 부족해도 문제가 생기지만 과해도 문제가 생긴다는 의미이기도 하다. 예를 들어 우리 신체의 정상적인 온도인 36.5도에서 온도가 1도만 더 올라가도 심한 열이 나는 등 몸이 정상이지 못하게 되는 것처럼, 호르몬의 균형도 마찬가지이다.

특이한 것이 있다. 항상성과 균형에는 꼭 좋은 요소만 있어야 하는 것은 아니다. 나쁜 역할을 하는 요소도 필요하다는 것이다. 이 점을 염두에 두고 이 책을 읽다 보면, 몇 가지 사례가 등장할 것이다. 또한, 우리가 좋다고만 생각했던 것들도 과하면 꼭 문제가 발생한다는 것이다.

안드로겐형 탈모의 유전성을 가진 개인은 이른 나이인 사춘기부터 상염색체의 고장(Autosomal Disorder)이 나타나기 시작할 수 있다. 즉, 유전으로 인한 탈모는 비교적 젊은 시절부터 시작될 수 있다.

탈모의 직접적 원인이 되는 DHT를 유발하는 5AR을 억제하는 치료 약이 '피나스테리드(Finasteride)'이다. 이는 당초 양성 전립선비대증(Benign Prostatic Hyperplasia, 'BPH')을 치료하던 치료 약이었다. 피나스테리드는 BPH를 치료하기 위해서 5mg이 먹는 약으로 처방되었다.

그러나 탈모 치료용으로 활용되면서 1mg이 먹는 약으로 허가되었고 이를 '프로페시아(Propecia®)'라는 이름으로 부르고 있다.

정확히 말하자면, '피나스테리드'가 약 성분의 이름이고, '프로페시아'는 탈모용으로 피나스테리드를 함유한 한 제약 회사의 상표 이름이다. 프로페시아라는 이름이 워낙 유명해져서 탈모 치료제의 대명사처럼 쓰이고 있고, 일반인들도 그렇게 알고 있다. 여기서도 피나스테리드와 프로페시아를 혼용해서 사용하기로 한다.

매우 특이한 사실 중 하나는 BPH에 유효한 약이 탈모 치료에도 매우 놀라울 정도로 잘 적용된다는 사실이다. 이는 모낭과 전립선 안에 있는 안드로겐 반응 세포의 5AR을 표현하는 유전자가 똑같기 때문이다.

이와 관련하여 재미있는 사실 하나는 과거의 환관(내시)들처럼, 성년이 되기 전에 거세를 하게 되면 당연히 남성 호르몬이 분비되지 못하게 되고, 이들에게는 탈모 증상과 BPH가 나타나지 않는다는 것이 해밀턴(Hamilton) 등의 연구에 의해 밝혀졌다.

성년 이후에 거세를 하여도 탈모 증상과 BPH 증상은 완화된다고 한다.

BPH를 유발하는 5AR은 다시 타입 1과 타입 2로 나누어진다. 피나스테리드 또는 프로페시아는 타입 2만 억제하는 효과가 있는 한계가 있다.

또한, 프로페시아라는 남성 호르몬 억제제는 여성에게는 처방이 되지 않고 오직 남성에게만 처방이 된다.

여성도 대부분 남성 호르몬으로 인해 탈모가 발생하는데 여성에게만은 프로페시아를 처방하지 않는 이유는 두 가지이다.

첫째는 가임 여성의 경우 기형아 출산 등의 부작용이 수반될 가능성이 크기 때문이다. 즉, 탈모 분야에서는 비난의 대상 자체인 DHT가 태아에게는 음경, 음낭 같은 남성의 외성기를 분화시키는 중요한 역할을 하기 때문에, 이를 억제하는 성분을 처방할 수 없는 것이다. 참고로, 남성의 정자에는 영향을 안 주기 때문에 가임기 남성에게는 처방이 된다.

둘째는 프로페시아는 5AR의 두 가지 타입 중 타입 2만 억제하는 효과만 있다. 그런데 가임기를 지난 나이 든 여성의 정수리 모낭에는 남성과 달리 타입 1이 작용하여 프로페시아가 별 효과가 없어 보이는 것으로 추정하고 있다.

참고로, 프로페시아와는 대조적으로 후술하게 될 자연이 준 선물 톱야자는 5AR의 타입 1, 2 모두에 작용하는 것으로 밝혀져 있다.

마찬가지로, 피나스테리드뿐만 아니라 전립선 화학 약품의 대부분은 남성 호르몬을 억제하는 기능이 있는 것이고, 이 약들도 대체로 여성에게는 처방해서는 안 되는 약에 해당된다.

나이 든 남성이 남성 호르몬의 과다를 젊은이만큼 걱정할 필요는 없다

호르몬으로 인한 탈모는 남성 호르몬이 부족해서가 아니라 과다하게 되어 발생하는 문제이다. 물론, 이러한 호르몬의 불균형이 발생한 원인을 쫓아가 보면 유전적인 요인이 상당 부분 작용할 것이다. 그러나 어떤 유전자가 어떤 경로로 남성 호르몬을 과다하게 하는지 등 구체적인 것은 앞서 언급한 대로 여전히 밝혀지지 않고 있다.

참고로, 남성도 남성 호르몬만이 아닌 여성 호르몬도 있다. 마찬가지로 여성도 여성 호르몬인 에스트로겐(Estrogen)만 분비되는 것이 아니라, 부신이라는 기관에서 남성 호르몬도 남성의 약 10% 정도 분비된다.

나이가 들어 감에 따라, 남성은 상대적으로 남성 호르몬 분비가 약화되고, 여성은 여성 호르몬 분비가 약화된다. 각자의 성징(性徵)이 감소하는 것이다. 즉, 나이가 들어 가면 남성은 여성화되고, 여성은 남성화되는 이유이기도 하다.

그러면, 여기서 당연히 들어야 할 의문은 남성의 경우는 나이가 들수록 남성 호르몬이 감소하므로 탈모 증상이 완화되어야 하는 것이 아닌가 하는 것이다.

당연히 호르몬으로 인한 영향은 상대적으로 작아질 수 있겠지만, 탈모는 호르몬이라는 경로를 통해서만 발생하는 것이 아니다. 노화 등 여러 다른 경로와 원인을 통해서도 발생할 수 있다.

여기서 한 가지 분명한 것은 노년의 남성이 탈모를 치료하기 위해 남성 호르몬을 억제하는 치료 약인 프로페시아를 젊었을 때나 젊은 남성과 똑같이 처방을 받을 필요는 없는 것이다. 나이가 많은 사람에게 프로페시아를 처방하게 되면, 젊은 층에게 처방했을 때보다 효과가 상대적으로 많이 떨어진다고 한다. 물론 개인마다 다르다.

탈모의 전조 증상은 머리카락이 가늘어지는 것이다

DHT는 모발 생성에 필요한 단백질인 케라틴(Keratin)의 생성을 방해하고, 모낭을 공격해 모낭을 수축시켜 결국 모발을 생성할 수 없게 한다.

탈모의 가장 뚜렷하고 확실한 전조 현상은 모발이 가늘어지고 힘이 없어지는 것이다. 대부분의 탈모 과정에서는 반드시 이 과정을 거치게 되어 있다.

머리카락이 가늘어졌는지를 판단하는 간단한 방법은 DHT에 면역력이 있는 뒤쪽 부분의 머리카락과 상대적으로 DHT의 영향을 많이 받는 정수리 부분의 머리카락의 굵기를 한두 개의 머리카락을 뽑아 비교해 보는 것이다.

또 다른 탈모 진단의 방법은 머리를 당겨 보는 'Pulling Test'이다. 마찬가지로 머리 뒤쪽의 머리카락을 손가락으로 30~40개 잡고 천천히 당겨 보고, 정수리 쪽 머리카락을 당겨서 뽑히는 머리카락의 숫자를 비교해 보는 방법이다. 정수리 쪽에서 뽑히는 머리카락의 숫자가 많다면 탈모로 의심되는 상황이 될 것이다.

그렇다고 뒷머리에서는 머리카락이 하나 빠지고, 윗머리에서는 두 개 빠지면, 두 배라고 해석해서 '나는 탈모이구나.'라고 생각할 필요까지는 없다. 당기는 힘의 세기에 따라 몇 개의 머리카락이 더 빠지는 것은 지극히 정상적일 것이다.

원형 탈모증은 면역 체계 고장이 원인이다

원형 탈모증은 전체 인구의 약 2%가 영향을 받고, 자가 면역 체계(Autoimmune System)의 고장과 밀접한 관련이 있다. 동전 크기 원형으로 하나 또는 여러 개의 부분적 탈모로 나타나므로 외관상으로도 가장 힘든 경우에 해당한다.

면역 체계는 우리의 몸과 건강을 지키는 파수꾼 역할을 한다. 외부에서 공격하는 물질이 우리 신체에 침입하면 이에 대해 공격을 하여 우리 신체를 건강한 상태로 지키는 역할을 한다. 이러한 역할을 하는 대표적인 것이 면역 세포인 림프구(Limphocyte)이다.

그런데 자가 면역 체계에 이상이 생기면, 면역 세포인 림프구가 아군과 적군을 구분하지 못하게 되고 외부 이질적인 물질만 공격하는 것이 아니라. 정상적인 모낭 세포까지 공격하여 탈모를 유발하게 되는 것이다. 즉, 자가 항체가 자기 모낭을 공격하는 것이다.

원형 탈모증도 상당 부분 유전적인 요인이 작용한다는 점이 밝혀져 있다. 즉, 유전적 요인→자가 면역 체계 고장→탈모로 이어지는 것이다.

그리고 아토피성 피부염이 있는 사람은 원형 탈모증도 함께 나타날 가능성이 크다고 한다. 원형 탈모증은 특히 염증 현상과도 매우 밀접한 관련이 있다. 자세히 탈모 부위 모낭 안과 주변을 관찰해 보면 염증이 있고 이곳에 면역 세포인 임파구들이 모여 있다고 한다.

이에 대한 치료 방법으로는 Steroid 주사나 여타 면역성 치료제를 활용한다. 원형 탈모증 치료제로 야누스키나제(Janus Kinase) 억제제가 2022년 5월 미국 FDA와 유럽, 일본에서 승인을 받았다. 국내도 2023년 상반기쯤이면 시판될 것이라고 하니 원형 탈모로 고통을 받고 있는 환자들에게는 반가운 소식이다.

원형 탈모증은 여러 탈모 유형 중 당사자에게 가장 고통스러운 유형의 질환이다. 즉, 많이 아픈 상태에 있는 것이다. 주변 사람들의 많은 이해와 협조가 반드시 필요하다.

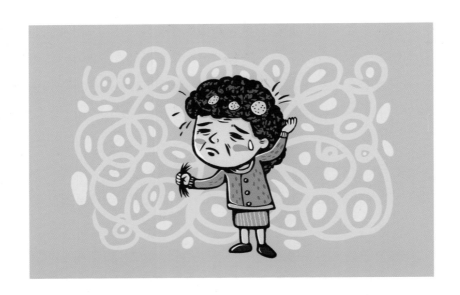

혈관이 좁아지거나 혈액 흐름이 좋지 않으면 탈모가 일어난다

호르몬에 이어 두 번째로 중요한 탈모의 원인으로 주목을 받고 있는 것이 혈류 흐름에 문제가 발생한 경우이다.

머리카락은 모낭에서 자라고 빠지는 과정을 끊임없이 반복하게 된다. 그러한 과정에서 모낭의 아랫부분에 자리하고 있으면서 모세 혈관으로 연결된 '모유두'로부터 영양분과 산소를 공급받아야 한다.

혈관에 문제가 있고, 혈류 흐름이 좋지 못하면 모발의 생성과 성장에 필요한 영양분과 산소를 충분히 공급받지 못하게 된다.

현재, 남녀 공통으로 사용하는 거의 유일한 탈모 치료 약이 바르는 미녹시딜(Minoxidil)이다. 미녹시딜은 당초 고혈압 치료제로 본질적으로 혈관에서 혈류의 흐름을 원활하게 하기 위한 'Potassium Channel Opener로서 혈관 확장제('이 용어가 미녹시딜의 주 기능이구나.' 하는 정도로 이 책을 읽는 동안만 기억해 둘 필요가 있다)'이다.

그런데 이를 장기 복용한 고혈압 환자들이 부작용으로 얼굴 등에 털이 나는 것을 발견하고 이를 탈모 치료용으로 차용하고 있는 것이다. 이는 혈류 흐름을 좋게 하면 모유두의 기능이 활성화되어 탈모 예방과 치료에 도움을 준다는 것을 의미하는 것이다. 즉, 혈관 확장→혈류 흐름 개선→모유두 역할 제고→모낭에서 모발 생성의 과정인 것이다.

천연 미녹시딜에 해당하는 천궁

예로부터 두피 건강과 탈모 예방에 효과가 있어 천궁을 달인 물로 머리를 감아 주면 탈모 예방 및 치료 등 모발 건강에 도움이 되는 것으로 알려져 있다.

『동의보감』에도 천궁은 "어혈(몸에 혈액이 제대로 돌지 못하고 한곳에 정체되어 있는 증상)을 풀고 새로운 피가 생겨나도록 한다."라고 기록되어 있다. 또한, 피부 조직의 진정과 재생에도 도움이 된다. 벌써, '탈모에 엄청 좋은 식물이구나.' 하는 생각이 든다.

아니나 다를까 천궁은 위와 같이 혈액 순환에 탁월하여 모낭에 영양 공급을 원활하게 함으로써 발모 효과까지 있다고 한다.

천궁은 혈장에서 혈액의 응고를 억제하여 혈액 순환을 촉진하고 혈압을 안정적으로 유지시키는 등 혈관으로 인한 성인병 예방에 탁월한 효능을 보인다.

특히, 혈류 내 전체 콜레스테롤(지방 성분)을 감소시킴으로써 동맥 경화에 효과를 준다. 혈관 형성, 뇌졸중(Stroke) 예방 효과 등에 대한 연구 결과도 있다.

또한 미녹시딜과 마찬가지로, 직접적으로 'Potassium Channel Opener로서 혈관 확장제(Vasodilator)' 역할을 한다. 미녹시딜과 같은 기능을 함을 알 수 있다.

천궁의 추출 오일은 우리 피부를 쉽게 침투하는 계면활성제와 마찬가지로 줄 구조(원 구조가 아닌)를 갖고 있어, 천궁을 피부에 바를 경우, 피부 흡수력도 좋은 매우 훌륭한 성질까지 지니고 있다.

HPLC 방법으로 측정한 결과, 천궁 오일의 피부 침투력(2.60)은 화학 피부 침투 촉진제의 하나인 Azone(1.97)보다도 탁월하면서도 매우 안전하다는 것을 중국 과학자들이 증명하였다(참고 자료 29).

탈모 치료에 현재 가장 널리 사용되는 미녹시딜과 비견되어 '천연 미녹시딜'이라 할 수 있을 뿐만 아니라, 자체적으로 강력한 피부 침투력까지 갖추고 있어서 두피에 바를 경우, 미녹시딜처럼 부작용 등이 수반되는 화학 피부 침투 촉진제를 별도로 섞을 필요도 없다.

이외에도 해독 작용과 신장 기능을 향상시키는 데 효과적이어서 이뇨 작용과 체내에 쌓여 있는 노폐물, 독소, 중금속 등을 배출할 수 있도록 한다. 항균, 항염 작용도 한다.

최근에는 천궁의 '분산 작용'과 '유화 작용'으로 두피를 깨끗하게 하고 은은한 향이 나며 뻣뻣하고 억센 머리카락을 부드럽고 윤기 나게 하는 효과로 한방 샴푸의 원료로도 많이 활용되고 있다.

한 연구 결과에 따르면, 천궁의 에센스 오일의 돼지 피부 안정성 시험에서 뚜렷한 부작용이 없는 것으로 나타났다. 천궁에 대해서는 의학적 가치가 매우 높아 수많은 연구가 이루어지고 있다.

천궁의 종류는 일반 중국산(1천궁), 국내산(토천궁), 사천천궁이다. 국내에서 유통되고 있는 천궁은 대부분 1천궁과 토천궁이다. 일부 제약 회사에서 사용하고 있는 것은 사천천궁이다. 토천궁의 경우 기름 함량이 높아 기름을 빼지 않고 먹으면 두통이 발생할 수 있으므로 이를 제거하고 사용해야 한다. 뿌리 부분을 사용한다.

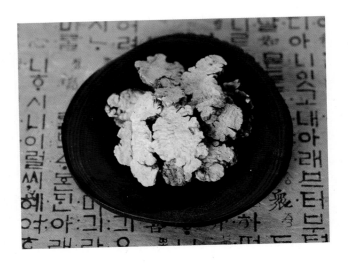

【 그림 】 천궁

열 및 염증 현상은 탈모와 밀접한 연관성이 있다

생화학적 측면에서는 위와 같이 설명될 수 있지만, 병리학적 측면에서는 탈모의 증상과 관련하여, 탈모 증상이 있는 환자의 두피를 현미경 관찰하였을 경우 탈모 현상과 두피의 '열과 염증 현상'과는 매우 밀접한 상관관계가 있다(참고 문헌 1).

안드로겐형 탈모와 밀접한 관련이 있는 양성 전립선 비대증도 염증 현상과 매우 관련이 높다. 이는 염증이 원인이라기보다는 탈모에 수반되는 현상이라고 보는 것이 맞다.

참고로, 지루성 피부염은 두피 등 피지 분비량이 많은 신체 부위에서 발생하며, 발병 시 붉은 반점 등이 관찰되는데 피부 각질과 함께 진물, 따가움이 나타나기도 한다. 특히 두피의 지루성 피부염은 탈모의 원인이 된다.

곰팡이, 박테리아, 바이러스 등 병균체는 탈모의 원인이 될 수 있는 만큼 모근과 두피를 청결하게 관리하여야 한다.

그렇다고 과하게 씻어 낼 필요는 없다. 직설적으로 말하자면 과하게 씻어 내서는 안 된다. 뭐든지 과한 것은 부족한 것만 못하다고 하는 말이 그대로 적용된다.

M 자형 탈모는 주로 남성에게 나타난다

남성의 경우는 이마 부위의 헤어 라인(Hair Line)이 뒤로 후퇴하는 형태(M 자형 탈모-대머리)로 나타나지만, 여성의 경우는 머리 윗부분의 정수리 부분이나 가르마를 중심으로 머리카락이 가늘어지며, 전체적인 머리카락의 숫자가 감소하는 형태로 주로 나타난다.

쉽게 말하면, 특정 부위가 집중적으로 빠지는 대머리 형태보다는 전반적으로 머리카락이 가늘어지고 성글어 보이게 되는 것이다.

그 이유는 여성은 앞머리 헤어 라인 부위에 남성 호르몬을 중화시키는 아로마타제(Aromatase)라는 효소가 더 집중적으로 존재하기 때문이다. 아로마타제는 남성 호르몬인 안드로겐을 여성 호르몬인 에스트로겐으로 전환시키는 중화 기능을 하여 상대적으로 M 자형 탈모가 남성에 비해 덜 나타나게 된다.

여성의 경우에도 부신에서 남성 호르몬이 약 10% 정도가 발생한다. 젊은 시절에는 여성 호르몬인 에스트로겐(Estrogen)이 왕성하여 탈모가 잘 일어나지 않지만, 나이가 들어 감에 따라 여성 호르몬의 양이 작아지게 되면, 상대적으로 남성 호르몬의 영향을 더 많이 받게 되어 안드로겐형 탈모현상이 발생하게 된다.

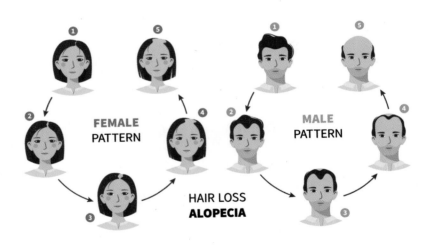

여성 호르몬 에스트로겐이 가장 많은 칡뿌리를 활용해 보자

식물에도 동물인 우리 인체와 같은 성분이 많이 포함되어 있다. 다소 의아하게 생각될지도 모르지만 대표적인 것이 수분이다. 우리의 세포막을 구성하는 물질이면서 우리 뇌의 상당한 구성 물질인 인지질의 일종인 '레시틴'이라고 하는 성분도 일부 식물은 많이 함유하고 있다.

여성 호르몬인 에스트로겐을 많이 함유하고 있어 여성의 과일이라고 불리는 것이 '석류'이다. 그런 만큼 여성들이 애용하고 있고, 여성들을 위한 많은 제품에도 포함되어 있다. 여기까지는 대부분의 사람이 알고 있다.

그런데, 석류보다 에스트로겐을 600배나 더 많이 함유하고 있는 식물이 있다.

바로 갈근이라고도 불리는 칡이다. 여러해살이 콩과 식물이면서, 주로 몸살감기와 숙취 해소 기능에 좋다고 잘 알려져 있다.

칡 속의 폴리페놀 성분은 유해성 금속 이온과 착염을 형성하여 몸속의 중금속을 배출하는 데 효과적이고, 약물 중독을 푸는 '해독제'로도 활용된다. 칡에는 카테킨(Catechin)이라는 우리 몸에 유익한 성분이 다량 포함돼 있어 간 기능을 활성화하여 독성 물질의 배출을 촉진하는 것이다.

칡은 '숙취 해소'에도 탁월하다. 『동의보감』에도 "칡은 주독을 풀어 주고 입 안이 마르고 갈증이 나는 것을 멎게 한다."라고 쓰여 있다고 한다. 침, 눈물 등 몸에서 분비되는 액체의 양을 많게 하여 갈증을 풀어 준다.

하버드대학도 칡뿌리가 숙취 해소에 탁월하다는 연구 결과를 발표했다. 알코올 분해 부산물(숙취)인 '알데히드'를 50% 정도 줄여 주고, 혈중 알코올을 빨리 분해함으로써 농도를 떨어뜨리기 때문이다.

피를 맑게 해 주는 효능과 피부에도 도움이 되는 팔방미인 격인 식물이다. 고혈압과 동맥 경화 등 혈관 질환을 개선할 수 있고 칡에는 무기질과 비타민 C 등이 풍부하게 들어 있어서, 여드름이나 아토피 등의 피부 질환 개선에 도움이 되고 피부에 탄력이 생기게 한다.

이런 내용들이 나오면, 이쯤에서 '아, 칡은 피부에 좋으니 탈모에도 무척 좋은 기능을 하겠구나.' 하는 생각을 하는 것이 맞다. 그런데, 더 많은 기능이 있다.

칡은 기본적으로 매우 찬 성질을 갖고 있다. 속 열을 내리며 가슴이 답답하면서 나타나는 울화병에도 도움이 된다. 칡은 마치 열풍이 불면서 덥고 건조한 사막에 촉촉한 비를 내려 주는 역할을 한다. 탈모에 좋은 보습 기능까지 하는 '천연 보습제'인 것이다.

칡즙에는 탈모에 좋다고 소문난 검은콩 등에도 많이 함유되어 있는

'이소플라보노이드(Isoflavonoid)'라는 성분이 있어, 두피의 원활한 혈액 순환과 두통을 완화하고 피로를 해소하게 한다. 또한, 열이 두피까지 침투하는 것을 막아 줘 두피 건강과 탈모 개선에 도움을 준다.

이소플라보노이드는 또한 5AR의 작용을 억제하여 DHT의 생성 억제를 통해 남성형 탈모를 개선한다고 한다.

2017년 원광대 연구진의 연구 결과에 따르면, 모유두 세포의 증식 효과가 미녹시딜보다 높게 나타났다. 한마디로 탈모에 엄청 좋다는 것을 입증했다는 것이다.

오래된 것일수록 유효 성분의 함량이 높다. 암칡이 식물성 에스트로겐 성분이 훨씬 많은 것으로 알려져 있다.

참고로, 칡은 채취 시기에 따라 효능이 다르다. 여름철에는 속이 비고 약성이 약한 반면, 겨울철 채취한 것에는 전분이 풍부하고 약성이 강하다.

즉, 겨울에 캔 칡이 제대로 된 것이다. 이와 같이 수확 시기에 따라 약성은 천차만별이다. 물론 자라는 토양이나 기후의 영향도 많이 받는다. 강원도 산골 깊숙한 곳에서 자란 야생 칡과 들판이나 밭 옆에서 자란 칡의 성분이 같을 수는 없을 것이다.

칡의 탈모에 도움이 되는 성분인 에스트로겐, 이소플라보노이드, 비타민 C 등은 열에 약해 70도 이상의 온도에서는 파괴되기 쉬우므로, 탈모 치료를 위한 목적이라면 차 형태보다는 담금주 형태로 마실 때 탈모에 좋은 성분을 많이 섭취하게 될 것이다.

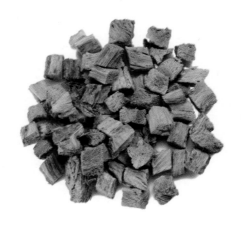

【 그림 】 갈근

두피 건조는 탈모를 촉진하는 매우 중요한 원인이다

또 다른 탈모의 원인은 두피가 건조해지는 것이다. 두피를 포함한 피부 조직은 건조한 것이 매우 좋지 않다. 당연히 이는 신체 및 두피의 열(Temperature)과도 관련이 있다.

피부를 구성하는 3개 층 중에서 표피를 제외한 피하층과 진피층 2개 층에는 수분이 일반 기관과 비슷한 정도로 많이 있다. 그러나 각질층은 수분 함량이 10~20% 수준에 불과하다고 한다. 그러나 각질층도 이 정도의 수분은 머금고 있어야 정상적인 기능을 하게 된다.

피부가 건조하면 보호막 기능이 떨어지고 피부 주름과 같은 피부 노화도 빨라지고 건성 습진 등 피부염이 생기기 쉽다. 두피의 경우에도 건조는 탈모의 중요한 요인으로 작용한다. 두피에 충분한 수분이 공급되어야 하는 이유이다.

머리카락을 나무에 비유하자면, 메마른 밭에서는 나무가 잘 자라지 못하고 말라서 죽는 것과 같은 이치이다. 생명이 자라는 곳에는 항상 물이 필요하다.

각질층에는 NMF(Natural Moisturizing Factor)라는 친수성 흡습 물질인 '천연 보습 인자'가 존재한다. 그러나 열이 많거나 체온 등이 올라가면 피부 건조 현상이 나타나게 된다.

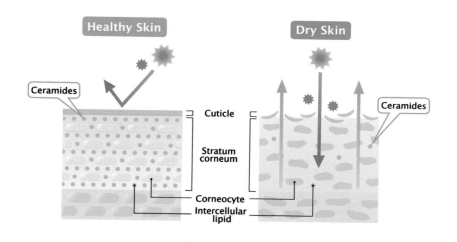

물을 자주 마셔야 탈모도 예방하고 건강을 지킨다

우리 몸의 약 70%는 물이다. 수분은 우리 몸 건강 전체, 피부, 두피, 탈모 등에 매우 중요하고도 필수적인 요소이다.

따라서 우리의 피부는 우리 신체의 약 70% 정도를 구성하는 수분이 태양열 등에 의해 쉽게 빠져나가지 못하도록 하고, 외부의 오염 물질이 쉽게 우리 몸속으로 침투하지 못하도록 나름의 방어벽(Barrier)을 만들어 놓고 있다.

물이 우리 몸속에서 차지하는 비중은 장기에 따라 다르다. 혈액의 94%, 뇌의 75%, 심장의 75%, 폐의 86%, 신장의 83%, 근육의 75%, 연골의 80%가 물이다.

우리가 움직일 때는 물론이고 쉬고 있는 동안에도 우리 몸속의 세포들은 부지런히 일을 한다. 기관별로 필요한 영양소와 에너지를 보내 주기 위해서다.

음식물을 통해 흡수된 영양분이 간에 저장되었다가 혈액을 통해 각 기관에 전달되게 한다. 이때 각 세포에 영양분을 공급하고 질병과 노화를 예방하는 중요한 역할을 하는 것이 수분이다.

나이에 따라 우리 신체의 수분 비중도 달라진다. 갓 태어난 아기의 몸은 90%가 수분인 반면, 60대가 넘어가면 60% 이하로 떨어진다고 한다.

우리 몸에 필요한 수분이 부족하면 갈증과 통증을 유발하여 수분을 섭취하도록 신호를 준다. 이때 이를 무시하면 세포와 장기는 제 기능을 하지 못하고 손상되거나 노화로 이어진다.

그런데, 나이가 들수록 이 신호 기능이 약해지는 경향이 있다. 따라서, 나이가 들수록 갈증을 느끼지 않더라도 규칙적으로 수분을 섭취하는 것이 건강을 유지하고 세포들의 노화를 막아 주는 방법이다.

한편, 현대인의 도시 환경은 공기 중 오염 물질들로 가득하다. 모든 오염 물질이 우리 체내로 들어온다면 큰일이다. 물론, 일부 미세 인자는 당연히 코를 통해서도 체내로 들어가지만 피부를 통해서도 들어갈 수 있다. 미세 먼지 농도가 심할 때 외부 활동을 자제하여야 하는 이유이다.

※ 보습제(Humectant)의 역할

젊은 피부(Anti-aging)를 유지하기 위해서는 수분이 매우 깊이 관여되어 있다는 사실이 밝혀진 이후 화장품 업계에서도 많은 보습제를 만들어 내고 있다.

보습제는 진피에 있는 수분을 표피와 각질층으로 끌어당기거나 공기 중의 수분을 끌어당기는 역할을 한다.

보습제는 적절한 흡습 능력과 지속성이 있어야 하고, 휘발성이 적을 것, 다른 성분과 공존성이 높을 것, 점도가 적당하고 사용 감촉이 우수하며, 피부와 친화성이 좋을 것, 무색·무취·무미일 것 등의 요건을 충족하면 좋다.

보습제의 예로는 덱스탄테놀, 글리세린(Glicerin, Glicerol), 프로필렌 글라이콜(PG), 디프로필렌글라이콜(Dipropylen Glicol), 폴리에틸렌글라이콜(Polyethlene Glicol, PEG) 등이 있다. 그 외로 다음과 같다.

솔비톨(Sorbitol)은 사과, 복숭아 등의 과즙에 함유되어 있다. 흡습 작용은 위 화학 원료들에 비해 상대적으로 약하다. 반면, 보습성이 저습도에서 발휘하므로 선호하기도 한다.

히알루론산은 우리의 진피 안에 존재하는 물질이기도 하다. 자신보다 1,000배 무게의 수분을 끌어당기는 힘이 있는 것으로 유명하다. 또한, 다른 보습제에 비해 주위의 상대 습도 영향을 잘 받지 않는 특성도 있다.

사과의 솔비톨 외에도 콩과 해바라기씨에 함유되어 있는 레시틴, 알로에 젤에 함유되어 있는 Mucopoly-saccharides 등 식물성 성분들도 훌륭한 보습제의 역할을 한다.

비만과 스트레스도 탈모를 유발한다

탈모는 비만(Obesity)과 밀접한 관련이 있다. 따라서, 매일 60분 이상의 유산소 운동이 탈모 예방 및 치료에 매우 도움이 되는 것으로 밝혀졌다.

고지방 음식을 지속적으로 섭취하면 머리털이 가늘어지고 탈모가 가속화된다. 왜냐하면, 모낭 줄기세포 내부에 지방이 들어차게 된다는 사실이 발견되었고, 세포에 지방이 끼면 '산화적 스트레스'와 '염증 반응' 증가로 모낭 줄기세포가 점점 없어지므로 탈모가 회복이 불가능하게 되는 것이다.

반대로, 급속한 다이어트도 탈모의 원인이 되기도 한다는 점을 주의하여야 한다. 머리카락은 계속 자라나기 때문에 세포 분열이 매우 빠르게 이루어져야 하고 그만큼 영양분이 더 필요하게 된다.

급속한 다이어트로 인해 머리카락이 자라나는 데 필요한 영양분을 충분히 공급하지 못하고, 극단적인 다이어트는 만성 미만성 탈모증을 유발하기도 한다.

마지막으로 언급할 탈모 원인은 정신적인 스트레스이다. 우리 자신 또는 주변 사람들이 가끔씩 경험하기도 한다. 현대인의 삶은 정신적인 스트레스와 불가분의 관계에 있다. 그 정도가 어느 정도 한계를 넘으면 탈모 현상이 발생하게 된다.

정신적인 스트레스가 단지 탈모 현상만 야기하는 것은 아니고 만병의 근원이 되겠지만 아무튼 탈모에도 나쁜 영향을 준다. 그런데, 탈모가 또 다른 스트레스 요인이 되어 악순환이 반복된다면 문제는 심각하게 된다.

스트레스로 인한 탈모는 원형 탈모와 유사한 형태로 나타나지만 면역 체계와 무관한 일시적인 현상이다. 스트레스 상황에서 벗어나면 탈모 부위에서 머리카락이 다시 자라게 되기 때문에 탈모로 인한 스트레스까지 새로이 받지 않았으면 한다.

탈모가 본인이 수용할 수 있는 범위를 넘어선다면 이를 일종의 질환으로 인식할 필요가 있다. 탈모는 단계적으로 진행한다(Norwood-Hamilton의 7단계). 모든 질환과 마찬가지로 탈모가 상당 부분 이미 진행된 경우 이를 되돌리기는 그만큼 매우 어려워질 수 있다. 그러므로 '조기 진단과 조기 치료'가 필요한 것이다.

탈모는 나이가 들어 감에 따라 점차 심해지는 경향이 있는 '노화 현상'이고 '계속 진행형인 현상'이다. 그만큼 한 번의 치료로 완전한 치유가 사실상 불가능하다.

현재 탈모 치료제로 사용되고 있는 미녹시딜이나 프로페시아도 사용하고 있는 동안만 효과가 있고, 이를 중단하면 다시 탈모가 진행되는 특성과 한계가 있다.

탈모는 흉터가 형성되고 모낭이 파괴되어 모발의 재생이 되지 않는 독발성 모낭염, 화상 및 외상에 의한 탈모 등 '반흔성 탈모'와 흉터가 없고 모낭이 유지되는 안드로겐형 탈모, 원형 탈모, 휴지기 탈모 등 '비반흔성 탈모'로 구분할 수 있다.

보통 탈모 부위에는 모낭은 축소된 형태(Miniaturization)로 남아 있고, DHT의 양이 탈모가 되지 않는 부위에 비해 과다하다. 모낭이 정상적으로 활동을 하지 못하고 쉬고 있는 것이다.

따라서, 이들은 적당한 자극과 환경이 조성되면, 다시 정상적인 머리카락을 생산할 수 있는 여지가 있다. 발모제의 원리는 새로운 모낭을 만드는 것이 아니라 쉬고 있는 모낭을 깨워 주는 역할을 하는 것이다.

탈모 부위에도 모낭은 남아 있는가

탈모라고 일컬어지는 현상은 보통의 경우에는 천천히 단계적으로 진행된다. 모낭이 점점 수축되어 작아지게 되고, 여기서 나오는 머리카락도 점점 가늘어지는 과정을 수차례 거치게 된다. 또한, 성장기가 점점 짧아져서 머리카락이 충분히 자라지 못한 상태에서 빠지는 과정이 반복되게 된다.

탈모 부위를 자세히 살펴보면, 머리카락이 전혀 없는 것이 아니라 대부분 아주 가늘어진 솜털과 같은 형태로 있다는 것이다. 물론 완전히 없는 경우도 있다.

따라서, 모낭도 비록 작아진 형태이지만 살아 있는 상태로 탈모 부위에도 존재하고 있는 것이다. 모낭이 수축되었기 때문에 모유두도 상당히 위쪽으로 올라와 있는 상태가 된다.

따라서, 조기에 적당한 치료를 받으면 충분히 효과를 볼 수가 있다. 이것은 탈모인들에게 매우 희망적인 메시지를 준다.

탈모 부위에도 모발의 생산 공장 역할을 하는 모낭이 살아 있으므로, 이를 종전처럼 잘 작동하게끔 충분한 여건만 조성해 준다면 다시 힘차게 공장이 가동되어 굵고 튼튼한 머리카락을 생산해 낼 수 있는 가능성을 열어 놓고 있기 때문이다.

그러므로 탈모 초기에 적극적인 관심과 대응이 필요하다. 무엇보다도 탈모에 대한 지식을 갖고 대처해 나가는 것이 중요하다. 잘못된 치료로 회복하기 어려운 상황이 될 수 있기 때문이다.

대부분의 경우에 탈모의 특성상 다른 질병과 달리 완치라는 개념이 있을 수가 없다는 점을 감안하여, 긴 호흡으로 대응할 필요가 있다.

현재 유통되고 있는 치료 약들도 치료 기간에만 효과가 있고 이를 중단할 경우에는 탈모가 계속 진행되기 때문에, 치료 방법을 잘 선택하여야 한다. 오랫동안 지속 가능한 방법을 찾아 나가야 하는 것이다.

탈모가 진행된 지 10년 이전, 그리고 나이가 40세가 되기 전에 치료를 받을 경우 대체적으로 효과가 더 좋다고 알려져 있다.

여타 탈모 유형

여성의 경우 출산 후 몇 개월이 지나면서 탈모 현상이 일어날 수 있다. 이를 '출산 후 탈모'라고도 한다. 이는 출산으로 인한 여성 호르몬 에스트로겐이 감소했기 때문이다. 대부분 이 시기를 지나면 저절로 복구가 되므로 크게 신경 쓸 필요는 없다.

또한, 여성들의 경우 머리를 꽉 동여매는 경우가 있다. 잠시 동안 하는 경우는 탈모에 전혀 영향을 주지 않겠지만, 직업 등에 의하여 장시간 지속하는 경우에는 두피에 안 좋은 영향을 주어 머리카락이 빠질 수 있다.

예컨대, 비행기 여승무원과 같이 머리를 단정하게 묶고 장시간 근무를 해야 하는 경우이다. 이를 '견인성 탈모'라고 한다. 이와 같이 장시간 머리를 묶어야 하는 상황이라면, 좀 느슨하게 묶는 것이 좋을 것이다.

'신생아 탈모'라는 것도 있다. 아이가 엄마의 배 속에 있다 태어나서 돌쯤 되었을 무렵에 머리카락이 많이 빠진다. 이는 신생아 특유의 자연스러운 생리 현상으로 새로운 머리카락이 나오기 위한 과정이다.

여러 원인을 알고 있어야 탈모를 예방할 수 있을 뿐만 아니라, 쓸데없는 걱정을 안 하게 된다.

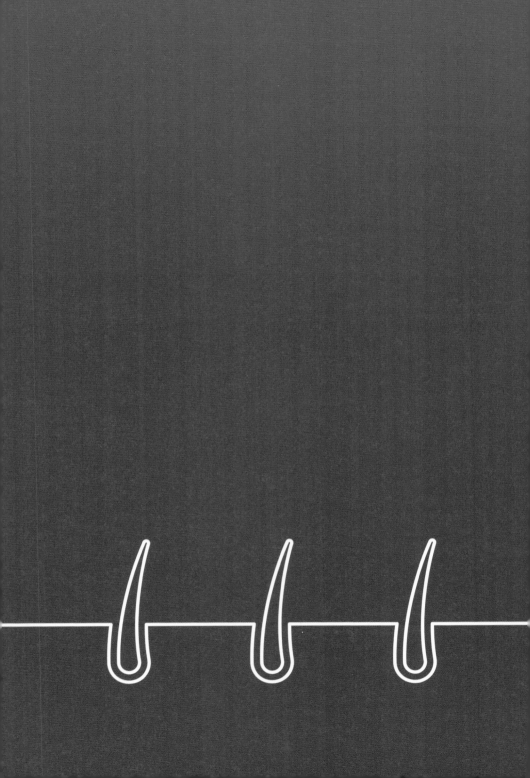

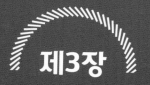

제3장

현재의 치료 방법은 어떤 것이 있고 한계는 무엇인가

기존 탈모 치료제는 무엇이 있나

앞서 언급한 바와 같이, 현재 탈모 치료 효과를 인정받아 미국 FDA의 승인을 받은 것은 미녹시딜과 프로페시아 두 가지뿐이다. 그러나 최근 염증을 억제하는 올루미언트(Olumiant, 성분명: 바리시티닙·Baricitinib)가 FDA 승인을 받았다고 한다(2022년 6월).

이 2개의 화학 약품은 당초 탈모 치료용으로 개발된 약이 아니다. 미녹시딜은 고혈압 치료제로, 프로페시아는 양성 전립선 비대증(Benign Prostate Hyperplasia, BPH) 치료제로 처방되던 것으로 현재 탈모 치료용으로 차용하고 있을 뿐이다.

그만큼, 효과가 일시적인 등 한계가 있을 뿐만 아니라 상당한 부작용과 안정성에 문제가 있다는 사실이 널리 알려져 있다.

미녹시딜은 가려움증과 비듬, 피부 벗겨짐, 피부염 등의 부작용이 수반될 수 있고, 프로페시아는 기형아 출산 등의 우려로 여성에게는 처방되지 않으며, 남성의 경우 성욕 감퇴, 발기 부전 등과 우울증을 유발하는 부작용이 있을 수 있다.

이들은 6개월 이상 장기 사용해야 효과가 나타나기 시작하는데, 사용 후 1년 뒤부터는 약효가 떨어질 뿐만 아니라 혈소판 응고 현상까지 나타난다고 한다.

또한, 사용을 중단하면 탈모가 다시 진행된다는 것이다. 즉, 일단 사용하면 장기 사용도 어렵고 끊기도 어려운 딜레마에 빠질 수 있다.

먹는 약인 프로페시아와 바르는 약인 미녹시딜을 함께 사용할 수 있나

현재 여성은 미녹시딜만 사용할 수 있다. 반면 남성의 경우에는 미녹시딜뿐만 아니라 프로페시아도 사용할 수 있다.

일반적으로 먹는 약 프로페시아가 바르는 약 미녹시딜보다 더 효과가 좋은 것으로 알려져 있다.

그러나 바르는 미녹시딜뿐만 아니라 프로페시아도 상대적으로 머리 윗부분에는 효과가 좋으나 이마 부위에는 효과가 적은 것으로 알려져 있다. 그 이유는 정확하게 밝혀져 있지 않다.

남성의 경우 먹는 약 프로페시아와 바르는 약 미녹시딜을 동시에 사용하는 것은 가능한 것인지 의문이 들 수 있다.

이에 대한 답은 가능하다는 것이다. 두 개의 약을 병용해서 사용할 경우에는 효과가 훨씬 더 뚜렷하게 나타난다고 한다.

안타깝게도 여성 탈모인들은 선택의 여지가 없이 미녹시딜뿐이다.

카페인은 피부뿐만 아니라 탈모에도 도움이 된다

카페인은 잘 알려진 바와 같이, 커피, 녹차, 흑차, 초콜릿 등에 많이 포함되어 있다. 졸음과 피로를 줄여 주고 '각성제'로 잘 알려진 물질이다.

카페인은 단순한 기호음료의 기능뿐만 아니라, 피부 개선을 위한 화장품 (Cosmetics) 및 두통, 근육통, 항염 및 항산화 약(Medicine)으로 활용되고 있다.

카페인은 피부색을 밝게 해 주는 미백 효과가 있고, 주름을 줄여 주는 Anti-aging 효과, 피부의 반점 등을 없애 주는 등 기본적으로 피부에 매우 좋은 성분이다.

이를 마시는 경우에는 암, 당뇨, 치매, 피부 질환, 간 질환 등 각종 질병의 예방 및 치료에 도움이 되는 것으로 밝혀졌다.

그러나 과도한 양을 마시면 신경질, 분노, 우울감을 초래할 수 있다.

카페인은 미녹시딜과 같이 'Potassium Channel Opener로서 혈관 확장제'로 작용하여 영양 공급을 향상시키고, 각성제의 기능을 가능하게 하는 원리의 연장선에서 '세포의 에너지 대사를 활성화'시킴으로써 세포의 성장과 증식에 도움을 준다.

한 연구 결과에 따르면, 카페인이 포함된 로션은 탈모 치료에 있어서 미녹시딜의 효과에 결코 뒤지지 않는다고 한다(참고 문헌 32). 이러한 연구 결과 등을 반영하기라도 하듯이, 요즘, 샴푸 등에 카페인을 함유한 제품이 많아지고 있다.

카페인과 관련하여 독일의 과학자들이 매우 흥미로운 연구 결과를 발표하였다. 남성의 피부 및 두피는 여성들보다 취약하다는 것이다. 그 이유는 남성 호르몬인 테스토스테론(Testosterone)이 천연 피부 장벽을 현저히 약화시켜 수분 증발을 유발할 뿐만 아니라, 손상된 피부의 회복도 매우 느리게 한다는 것이다. 그런데, 이러한 남성 호르몬의 피부 및 두피에 대한 부정적 작용을 완화시키는 기능을 카페인이 갖고 있다는 것이다. 아무튼, 독일 과학자들이 여성의 피부가 남성의 피부보다 강하다는 것과 카페인의 탈모 치료 효과를 입증한 것이다(참고 문헌 34).

참고로, 카페인을 지속적으로 섭취할 경우 지방과 몸무게가 감소할 뿐만 아니라, IGF-1(Insulin-like Growth Factor-1) 분비를 촉진한다. 동 성장 인자는 모발을 잘 자라게 할 뿐만 아니라 당뇨병 치료에도 유효한 것이다.

커피에 대해 다소 부정적인 인식이 있는 것은 사실이나, 다른 성분들과 마찬가지로, 과도한 경우에만 문제가 될 것이다. 과도한지 아닌지는 개인적인 차이가 있기 때문에 일률적으로 하루 몇 잔이 한도라고 단정하기는 어려울 것이다.

위와 같이 카페인은 피부, 특히 모낭에 좋은 영향을 미친다. 유럽 가이드라인에서도 "카페인은 (바를 경우) 남녀의 모낭에서 머리카락을 길게 한다."라고 언급되어 있다. 여러 연구 결과에서도 카페인은 모발 성장 및 모낭 세포 활성화를 촉진한다는 점이 나타났다.

한편, 카페인의 피부 접촉은 매우 안전(Very Safe)하다고 한다. 즉, 걱정하지 않고 탈모 부위나 얼굴에 발라도 된다는 것이다.

따라서, 커피는 마셔야 한다는 고정관념에서 벗어나 피부나 탈모 부위에 발라도 보자. 다만, 설탕 등이 많이 함유된 믹스 커피의 형태는 안 될 것이다.

프로페시아도 바르는 약으로 활용할 수 없나

탈모 부위 두피가 튼튼한 머리카락을 생산해 내지 못하는 주요 원인은 혈액 순환에 문제가 있고, DHT라는 강한 남성 호르몬의 영향으로 인하여 머리카락을 생산해 내는 모낭이 제대로 작동을 못 하게 하기 때문이다.

고혈압 치료제이자 혈관 확장제인 미녹시딜과 BPH 치료제이자 남성 호르몬 억제제인 프로페시아 두 개의 약품만이 미국 FDA의 승인을 받아 현재 탈모 치료용으로 차용되고 있음은 앞서 언급한 바 있다.

미녹시딜이나 프로페시아 두 개의 약품 모두 당초 용도에서는 먹는 약이었다. 그런데, 현재 탈모 치료에서는 미녹시딜만 바르는 형태가 허용되고 있고, 프로페시아는 바르는 형태가 허용이 되지 않고 있다. 그 자세한 이유는 알 수 없다.

임상에 의한 입증 문제는 별개로 하면, 혈관 확장제를 피부에 바를 경우 효과가 있다면, 호르몬 치료제도 바르는 경우에 효과가 있지 않을까 하는 의문이 든다.

이러한 생각을 할 필요가 있는 것은 먹는 형태의 프로페시아는 기형아 출산 부작용 등의 우려로 여성들은 사용할 수가 없고, 남성들도 성기능 장애 등 수반되는 부작용이 있기 때문이다.

만약 바르는 형태가 가능하다면, 여성들도 사용할 여지가 커지고, 남성들도 부작용에 대한 걱정을 줄일 수 있을 것이다.

그래서 혹시 이를 연구한 외국의 연구 논문들이 있나 찾아보니 있다. 많은 연구 결과는 프로페시아를 탈모 부위에 바르는 경우 효과는 먹는 형태와 비슷하다고 한다. 하지만 부작용은 거의 없다고 한다.

이런 연구 결과까지 있는데 왜 바르는 형태로는 허가가 되고 있지 않은지 더욱 의문이다.

현재 탈모 치료제 기근 상황이다. 남성은 미녹시딜뿐만 아니라 프로페시아, 두 가지라도 선택할 수 있다. 그러나 여성의 경우에는 유일한 치료제가 미녹시딜뿐이다.

탈모로 인한 고통은 여러 사회적 요인 등으로 여성이 훨씬 크다고 생각될 여지가 있다. 여성 탈모인들의 선택 범위를 조금이나마 넓히는 의미에서라도 기존 약의 적용 범위나마 넓히려는 노력이 필요해 보인다.

한편으로, 이러한 연구 결과들은 후술하게 될 '천연 프로페시아'라고도 불리는 톱야자(Saw Palmetto) 식물을 활용하는 데도 상당한 시사점을 줄 것이다.

참고로, 미녹시딜은 질소 화합물로 액체에 잘 녹지 않고 결정화되기 쉬워 액제로 만드는 기술적 어려움이 있었던 것으로 알려져 있다. 혹시 이 이유일까 궁금증만 커진다. 그런데 가임성 여성에게는 프로페시아의 분말을 만지지도 못하게 한다. 그러면, 또 이 이유는 아닌 듯도 하다.

아무튼, 프로페시아를 탈모 부위에 바르는 형태에 관한 연구가 진행되고 있는 만큼, 좋은 성과가 있기를 기대해 본다.

천연 프로페시아 톱야자

양성 전립선 비대증(BPH)에 대한 치료 효과 등으로 톱야자의 명성은 이미 국내에도 상당히 알려져 있는 상태이다.

톱야자는 북아메리카가 근원이고 미국의 남동해안(플로리다)에 따라 분포되어 있어, 오래전부터 아메리카 원주민들이 여러 치료 용도로 사용하였다고 한다.

남성들은 비뇨 생식기 계통의 치료 효과를 정력제로 인식하기도 하였고, 여성들은 유방이 커지거나 산모의 젖이 많이 나오게 하는 용도로도 사용하였다. 현대 과학으로 검증해 보면, 일부는 맞고, 다른 일부는 정확히 맞는 것은 아니다.

이 식물이 진가를 발휘하기 시작한 것은 유럽 등 여러 지역에서 BPH의 처방용으로 널리 사용하면서부터이다. 천연 식물 톱야자와 화학 약품인 피나스테리드의 작용 기제가 기본적으로 동일하다는 것이 과학적으로 입증되었기 때문이다.

현재는 안드로겐형 탈모에 대해서도 신비로운 치료제로 유명세를 받고 있다고 한다(참고 문헌 20).

남성용 탈모 치료제로 미국 FDA의 승인을 받은 피나스테리드도 처음에는 BPH를 치료하기 위해 사용하다가 나중에 탈모 치료제로 사용되었다는 점을 감안하면, 충분히 납득이 가는 일이다.

안드로겐형 탈모와 BPH는 호르몬 경로가 매우 유사한 과정을 통해 발병하기 때문에 상호 상관관계가 매우 높다는 것이 과학적으로 밝혀져 있다. 따라서, BPH에 유효한 성분은 안드로겐형 탈모 치료에도 도움이 되는 것이다.

흥미로운 사실 하나는 안드로겐형 탈모와 BPH 모두 염증 현상과 밀접한 관련이 있다는 사실이다. 일반적인 형태의 눈에 보이는 염증이 아닌 아주 미세한 형태의 염증들인 것이다. 이는 이들 질병을 관리, 치료하는 데 시사하는 바가 크다.

이러한 인식을 바탕으로, 톱야자의 탈모 치료 효과를 임상적으로 시험한 의미 있는 연구(참고 문헌 9)가 있다. 그 결과 탈모의 원인인 5AR 효소를 억제하는 효과가 피나스테리드(5mg/day)보다도 무려 3배나 높게 나타났다고 한다.

즉, 톱야자의 탈모 치료 효과를 과학적으로 검증한 결과, 기존의 대표적인 치료 약보다도 오히려 효과가 좋았다는 것이고, 기존의 프로페시아 복용 시 수반되는 성 기능 등의 부작용은 발견되지 않았다.

인간이 과학을 발전시켜 많은 유익한 것을 만들어 내고 있지만, 자연이 우리에게 주는 선물을 쫓아가지 못하는 경우도 많은 것 같다.

아무튼, 이 열매의 지방 용해성 추출물 페르믹손은 주로 지방산, 리피톨 및 식물 Sterol로 안드로겐형 탈모와 BPH의 공통적 원인인 5AR 효소를 효과적으로 억제하고, 평활근 경련을 완화하고, 각종 염증도 억제하는 효과가 있는 것으로 밝혀졌다.

톱야자에는 Oleic, Lauric, Myristic and Linoleic Acids와 같은 지방산들과 Phytosteroles와 Polysaccharides가 풍부하게 포함되어 있다. 이것이 5알파 환원 효소를 억제한다.

위에서 여러 알기 어려운 성분을 나열하면서 어렵게 설명된 것을 알기 쉽게 나름 다시 표현해 보면, 이 식물에 포함되어 있는 잘 알기 어려운 여러 유효한 성분이 복합적으로 작용해 안드로겐형 탈모와 BPH 모두에 매우 좋은 효과를 보이고 있는 것까지는 밝혀냈는데, 어떤 성분으로 인한 것인지는 정확히 모르겠다는 것이다.

톱야자의 종류는 매우 많다. 난쟁이(Dwarf) 톱야자가 가장 약효가 좋은 것으로 알려져 있다.

앞서 언급한 바와 같이, 그동안 여성 탈모인들은 호르몬 치료제인 프로페시아는 기형아 출산 우려로 처방을 받지 못하고, 혈관 확장제인 미녹시딜만 탈모 치료용으로 사용할 수 있었다.

호르몬으로 인한 탈모는 남성이나 여성이나 매한가지로 영향을 받는 상황에서 여성의 치료 기회가 그만큼 적었던 것이다.

그러나 톱야자는 이러한 부작용에 대한 우려 없이 여성 탈모 치료를 위해서도 활용될 수 있을 것이다. 그동안 여성들도 소변 등과 관련하여 큰 부작용 없이 널리 활용해 왔기 때문이다.

화학 약인 프로페시아는 여성이 복용하면 부작용이 나타나는 반면, 천연 식물인 톱야자는 왜 부작용이 나타나지 않는지 논리적으로 설명하기는 어렵다.

식물에는 여러 성분이 복합적으로 존재하고 있기 때문이 아닐까 추론만 해 본다. 또한, "자연이 지혜를 타고 태어나서 해를 미치지 않는다."라는 의학의 아버지로 추앙을 받고 있는 히포크라테스의 말을 인용해 볼 뿐이다.

히포크라테스가 언급된 김에 한마디를 해야 할 것 같다. 탈모 분야에서 좀 문제가 심각하다고 생각하기 때문이다.

전 세계의 의과대 학생은 졸업을 할 때, '히포크라테스 선서'라는 것을 한다. 의료윤리(醫療倫理)를 담은 내용을 잘 함축하고 있기 때문이다.

그런데, 실제 의료 현장에서는 이러한 윤리 의식을 망각하고, 오로지 자신이 배운 의술을 돈벌이의 수단으로만 생각하는 의사들도 있음을 부인할 수 없다. 본인 자신도 확신할 수 없는 방법이나 제품들을 과장 선전하며 탈모로 고통받는 사람들의 심리를 교묘히 악용하여 터무니없이 비싼 가격으로 바가지를 씌우는 것이다. 물론 훌륭한 의사분이 많고 일부라고 생각한다.

다른 사람의 고통과 질병을 돈벌이의 수단이나 오직 자신의 안위의 수단으로만 생각해서는 안 될 것이다. 의료인도 현실 속에서의 생활인임은 부인할 수 없다. 그러나 최소한의 직업 윤리는 갖추어야 할 것이다.

※ 히포크라테스 선서

의학의 아버지 히포크라테스에 의해 기원전 5~4세기에 쓰였고, 의학 윤리를 함축하고 있다.

"나는 의술을 주관하는 아폴론과 아스클레피오스와 히기에이아와 파나케이아를 포함하여 모든 신 앞에서, 내 능력과 판단에 따라 이 선서와 그에 따른 조항을 지키겠다고 맹세한다. 나에게 의술을 가르쳐 주신 분을 나의 부모와 다를 바 없이 소중하게 섬기고, 내가 소유한 모든 물질을 그분과 공유하면서 그분이 궁핍할 때는 그분을 도와주고, 그분의 자손을 나의 형제와 같이 여기고, 그들이 의술을 배우고 싶어 하면 보수나 조건 없이 그들에게 의술을 가르치고, 내 아들과 내 스승의 아들과 의술의 원칙을 따르겠다고 선서한 제자들에게만 교훈과 강의를 포함하여 모든 방식의 교수법으로 의술에 관한 지식을 전달할 따름이고, 그 밖의 사람들에게는 전달하지 않겠다.

내 능력과 판단에 따라, 나는 환자에게 도움이 된다고 생각한 처방을 따를 뿐 환자에게 해를 끼칠 수 있는 처방은 절대로 따르지 않겠다. 나는 어떤 요청을 받더라도 치명적인 의약품을 아무에게도 투여하지 않을 뿐만 아니라, 그렇게 하도록 권고하지도 않겠다. 또한 마찬가지로 나는 어떤 여성에게도 낙태시킬 수 있는 질 좌약을 주지 않겠다. 나는 내 일생 동안 나의 의술을 순수하고 경건하게 펼쳐 나가겠다.

내가 어떤 집을 방문하든지 오로지 환자를 돕는 일에만 힘쓸 따름이고, 고의로 어떤 형태의 비행을 일삼거나 피해를 끼치는 일은 절대로 저지르지 않겠으며, 특히 노예든 자유민이든 신분을 가리지 않을 뿐만 아니라 남자이든 여

자이든 성별을 구분하지 않고, 모든 환자의 신체를 능욕하는 일이 없도록 하겠다. 나의 직무 수행과 관련된 일이든 전혀 관련이 없는 일이든 관계없이, 내가 보거나 듣는 바 그 사실이 절대로 세상에 알려져서는 안 되는 경우에, 나는 일체의 비밀을 결코 누설하지 않겠다.

내가 이 선서를 절대로 어기지 않고 계속해서 지켜 나간다면, 나는 내 일생 동안 나의 의술을 베풀면서 모든 사람으로부터 항상 존경을 받게 될 것이다. 하지만 만일 내가 이 선서를 어기고 약속을 저버린다면, 나의 운명은 그와 반대되는 방향으로 치닫게 될 것이다."

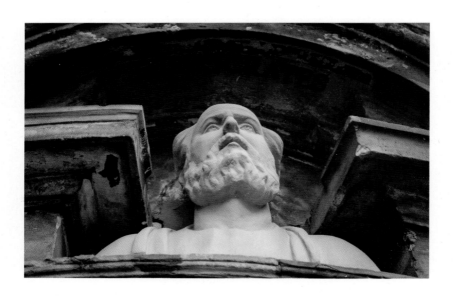

【 그림 】 히포크라테스 2세(Ἱπποκράτης Βʹ; Hippocrates II)

아무튼, 톱야자의 권장량(Recommended Dose)은 먹는 기준으로 하루에 두 번 각각 160mg씩 320mg이다. 구입해서 복용할 때 참고하기 바란다.

한편, 프로페시아는 먹는 약으로는 처방이 되는 반면, 바르는 형태로는 남성에게도 처방이 되지 않는다고 했다. 정확한 이유는 모른다. 그러나 여러 실험 결과 바르는 경우에도 효과가 충분히 있었다는 것은 앞서 언급하였다.

그러면, 톱야자를 탈모 부위에 바르면 어떨까? 효과가 있을 것이라고 생각되고, 부작용 또한 없을 것이다. 먹는 식물을 바른다고 무슨 별다른 부작용은 없을 것이라고 생각되기 때문이다. 식용 식물을 활용하는 것은 그만큼 안전하다.

남성들의 나이가 50세가 넘어가면, 여러 가지 이상 증상이 조금씩 나타나는 경우가 많다. 그중 많은 남성을 괴롭히는 것이 전립선 문제이다. 한마디로 소변을 보는 데 문제가 생기는 것이다.

소변을 참기가 어려워지고, 새벽에 소변 때문에 잠을 깨는 횟수가 늘어나고, 잔뇨감이 남는다. 시원하게 배출되어야 할 소변이 계속 체내에 머무르게 되니 당연히 2차적인 문제까지 야기하는 것이다.

톱야자는 탈모뿐만 아니라, 이러한 남성의 전립선과 관련된 질병에도 매우 효과적으로 작용하고 있다는 점이 밝혀졌고, 유럽 등에서는 널리 활용되고 있다. 믿을 수 있고 가장 유명한 브랜드는 Permixon이라고 알고 있다. 해외 직구 등을 통해 구입할 수도 있을 것이다.

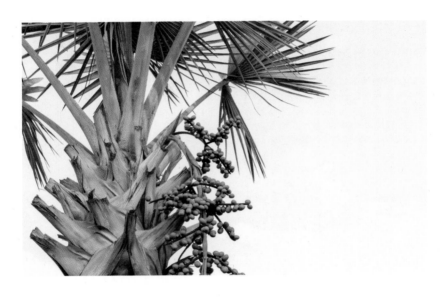

【 그림 】톱야자(Saw Palmetto)

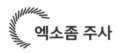 엑소좀 주사

엑소좀은 세포가 아니라 세포보다 1,000배 작은 미세 물질들이다. 어떠한 세포핵이나 DNA를 포함하고 있지 않은 일종의 세포외 기질에 있는 물질들로 세포들 사이의 신호나 의사소통의 역할을 한다.

성장 인자를 통한 모낭세포 재생 촉진으로 두피 장벽 강화, 예민해진 두피 진정, 재생을 도와 두피와 모낭을 튼튼하게 만드는 데 도움이 된다고 알려져 있다.

탈모뿐만 아니라 다양한 영역에서 응용될 수 있는 잠재력이 우수한 방법이지만, 자신의 줄기세포나 배양액이 아닌 '타인의 배양액'이며 살아 있는 줄기세포가 포함되어 있지는 않다는 한계는 있다.

이 치료법은 '파라크린 효과'라는 개념이 그 중심에 있다.

※ 파라크린 효과(Paracrine Effect)

세포들은 서로 신호들을 주고받으면서 상호 작용을 한다. 그리고 자신을 둘러싸고 있는 환경에 적응을 하기도 한다. 그 과정에서 기존의 탈모 부위에서 잠자고 있던 세포들이 다시 활성화될 수 있다.

DHT 면역성이 있는 부위에서 채취한 모낭의 미세 인자들을 탈모 부위에 주입하였을 경우 이들이 직접적으로 탈모 치료 효과를 낼 수도 있고, '탈모 부위에서 잠자고 있던 기존 세포들을 활성화'함으로써 간접적인 효과를 낼 수도 있다. 이를 파라크린 효과라고 한다.

즉, 우리의 인체에 있는 세포들은 독립적으로 활동하지 않고, 다른 세포들뿐만 아니라 주변을 이루는 비세포적 인자들로부터도 영향을 주고받는다는 사실에 주목할 필요가 있는 것이다.

PRP(혈소판 풍부 혈장-자가혈 치료술) 주사

자기 자신의 혈액에서 줄기세포를 분리하여 주입시키는 방식이라고 할 수 있다.

혈관에서 혈액을 뽑아 원심 분리기에 넣고 빠른 속도로 돌려 주면 성분이 다른 3개 층이 형성된다. 제일 윗부분은 맑은 색의 혈장들이 모이게 되고, 제일 아랫부분은 적혈구 등이 모이게 되는 반면, 중간층은 '혈소판'들이 모이게 된다. 이 중 혈소판이 풍부한 중간 부분만 채취하여 주사하는 것이다.

혈소판은 모유두의 활동을 활발하게 하고 모낭에 혈액 및 영양을 공급하여 혈관 흐름을 개선하는 효과가 있다고 알려져 있다.

자신의 혈액을 이용한 방법이기 때문에 면역 거부 반응이나 감염에 대한 우려가 적은 편이지만, 동일 조직에 해당하는 두피 조직이 아닌 혈액에서 추출하는 방식이기 때문에 모낭에서 직접 추출하는 방식에 비해서는 직접적인 효과를 기대하기 어렵다는 한계는 있다.

이러한 이론적 한계에도 불구하고, 실제 효과를 보았다는 사람이 많이 있다.

SVF(지방 줄기세포) 주사

성형 목적의 지방 흡입 과정이나 배나 엉덩이 부위에 풍부하게 존재하는 지방을 채취하여 콜라게나아제 등 처리를 하게 되면, 지방줄기세포 외에도 섬유모세포, 면역세포, 전구세포, 미세혈관세포까지 다양하게 존재하므로 이를 기질 혈관 분획(SVF)이라고 한다.

지방 조직에서 얻어질 수 있는 지방줄기세포의 양은 100ml당 약 2천만 개에서 약 4천만 개의 줄기세포가 분리되며 90% 이상의 생존율을 보인다고 한다.

이렇게 지방에서 추출한 줄기세포는 모유두 세포와 유사한 성질을 갖는 것으로 알려지게 되었고 이를 탈모 부위에 주사 시술하는 것이다.

그러나 이러한 방식도 PRP 방식과 마찬가지로 모낭에서 직접 추출하는 것이 아닌 다른 조직에서 추출하는 방식으로 직접적인 효과는 기대하기 어렵다.

리제네라 액티바 AMT

리제네라 AMT는 생검(Biopsy) 방식으로 모낭 조직을 직접 채취하여 이를 주사액으로 만들어 탈모 부위에 주입함으로써 탈모 치료를 하는 것이다.

Skin biopsy

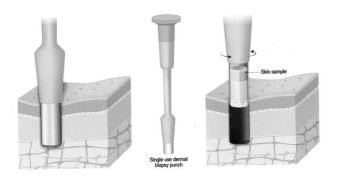

리제네라 액티바는 스페인에 본사를 둔 리제네라 기업이 특허를 받은 시술 방법이다. 수년 전부터 국내에도 도입되어 시술되고 있다.

AMT(Autologous Micrografting Technology)는 '자기 조직을 이용한 미세이식술'이라는 뜻으로, 이 방식은 환자의 귀 아래쪽이나 머리 뒤쪽 등 소위 DHT에 면역력이 있는 부위를 각각 2.5㎜의 작은 구멍 3~4개 정도 펀칭하여 조직을 추출한 후, 리제네라 키트에 넣고 1분 정도 돌려 세포들을 분리해 식염수와 섞은 뒤 시술이 필요한 탈모 부위에 주사하는 방식이다.

그러나 리제네라 방식은 추출한 두피 조직을 아주 미세한 칼들(Blades)로 이루어진 키트에서 잘게 부수는 방식으로, 이와 같이 기계적인 힘인 칼로 조직을 갈아 버릴 경우에는 줄기세포 등 채취한 조직에 있던 모든 세포에 필연적으로 큰 손상을 가할 수밖에 없다.

참고로, 계대 세포 배양의 경우에는 세포들이 다치지 않게 하기 위해 매우 조심해야 하므로 물리적인 힘은 거의 가하지 않는다.

그럼에도 불구하고 리제리나 방식으로도 구체적인 임상 결과 상당한 효과가 있다는 것이 입증되었다고 한다.

이 치료술을 '줄기세포 치료술'이라고 일부 의원이 선전하는 것을 많이 본다. 그러나 내용을 보면 줄기세포를 살리는 방향의 과정이 아닌 자가 미세 조직을 활용하는 것이라 엄격히 말해 줄기세포 치료술이라고 보기는 어렵다고 생각된다.

참고로, 리제네라 본사 홈페이지에서 이 치료술에 대한 자세한 설명 자료를 아무리 읽어 보아도 줄기세포라는 용어는 단 한마디도 나오지 않는다.

저출력 레이저 치료술

레이저는 종전에는 탈모 치료용이 아니라 정반대로 털을 제거하는 제모용으로 사용해 왔던 것이다.

그런데, 오히려 반대로 레이저 치료 후에 털이 자라나는 경우를 발견하고 주파수를 모낭에서 털이 잘 자라나게 하는 최적으로 하여 탈모 치료용으로 활용되고 있는 치료 방식이다.

적외선 광선이 두피의 깊은 곳까지 침투하여 모낭을 자극하거나 모낭 주기의 이상을 조절하여 머리카락이 다시 자라날 수 있도록 자극한다는 것이다.

간편한 기구이므로 가정에서도 비교적 저렴한 가격에 구입하여 활용할 수 있다는 장점이 있다. 그러나 얼마나 효과가 있는지는 확인할 방법이 없다.

모발 이식술

지금까지 위에서 언급한 치료술은 효과가 일시적이고 매우 제한적인 문제점이 있다. 그래서 등장한 것이 모발(모낭)을 이식하는 방법이다. 후두부의 모발을 채취한 후 탈모 부위에 옮겨 심는 것이다.

보통 하나의 모낭에서 하나의 머리카락만 자라나는 게 아니라, 보통 2~3개의 머리카락이 나온다. 많은 경우에는 4~5개까지 머리카락이 자라기도 하다. 즉, 모낭마다 건강 상태가 다르다.

모발 이식의 방법은 크게 두 가지이다. 일정 부위를 통째로 채취하는 절개 방식과 성장기에 있는 좋은 모낭을 하나씩 골라 뽑아 옮겨 심는 비절개 방식이 있다. 당연히 비절개 방식이 시간이 더 많이 들고 비용도 비싸다.

그런데, 만약 모낭의 특이성이 없다면 머리 이식술은 터무니없는 방식이다. 왜냐하면, 어떤 이유로 특정 부위 밭의 나무들이 다 죽었는데, 옆 밭의 나무를 그 특정 부위의 밭에 옮겨 심으면 어떻게 되겠는가? 특정 부위 밭의 나무가 죽는 원인을 치유하지 않았다면 당연히 다시 죽고 말 것이다.

그러나 모발 이식의 경우에는 그렇지 않다. 탈모 부위(밭)의 탈모 원인을 근본적으로 치유하지 않고, 옆에 있는 모낭(나무)을 심었음에도 불구하고 옮겨 심은 모낭(나무)은 죽지 않고 생명력을 유지한다. 이러한 독특한 특성이 있기 때문에 모발 이식이 가능한 것이다.

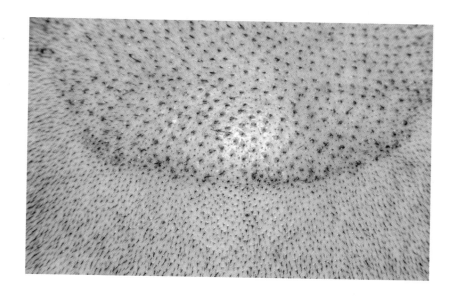

신체 부위 중 매우 독특한 특성이 있는 두피의 모낭들

탈모 원인의 대부분은 유전 인자 및 남성 호르몬과 관련된 '안드로겐형 탈모'이다. 남성 호르몬인 테스토스테론이 5AR 효소의 영향을 받으면 DHT로 변환하게 된다. 이 DHT가 탈모를 유발하는 원인을 제공하는 것이다.

그런데, 탈모는 남자의 경우 정수리나 이마 부분부터 진행되고 대부분 머리 윗부분만 집중된다. 끝까지 탈모가 안 되는 부위가 있다. 바로 귀밑 부위와 머리 뒤 부위이다. 이를 영구 부위(Permanent Zone)라고 한다. 두피에 있는 10만 개의 모낭 중 1/4에 해당하는 약 2만 5천 개의 모낭이 여기에 해당한다. 개인마다 다 다르다. 탈모가 극단적으로 심한 개인은 영구 부위가 없을 수도 있다.

그 이유는 귀밑 부위와 머리 뒤 부위는 DHT에 면역성이 있기 때문이다. 신체 부위 중 이와 같이 특정 부위는 면역성이 있고, 어떤 부위는 면역성이 없는 것이 매우 특이한 특징 중 하나이다. 이러한 특성이 있기 때문에 모발 이식이 효과가 있는 것이다.

이와 같이 여러 가지 특성이 많은 신체 부위가 두피이고 머리카락이다. 이러한 특성 등으로 인해 연구하기가 어려운 듯하다.

면역성 있는 모낭을 채취하여 탈모 부위에 이식을 하게 되면 이식한 모낭은 탈모가 되지 않는다. 이러한 특성을 '공여부 우성의 법칙'이라고 한다.

이는 특정 부위 밭의 문제가 아니라 나무의 문제라는 추론이 가능하다. 특정 부위(영구 부위)에 있는 나무(모낭)는 면역성을 지니고 있어서 DHT의 공격을 받아도 끄떡없이 잘 자라난다는 것이다.

이와 관련하여 재미있는 사실이 있다. DHT의 영향력은 신체 부위에 따라 다르고 상반된 결과를 야기한다는 것이다. 즉, DHT는 이마와 정수리 부위에서는 탈모를 야기한다. 반면, 머리 뒤쪽이나 귀밑 부위의 모낭에는 영향을 주지 못한다. 더 나아가 얼굴의 턱 부위에서는 DHT가 오히려 털을 자라나게 하는 촉진제 역할을 한다는 것이다. 다시 말하면, DHT가 많을수록 턱수염은 더 잘 자란다. 그 정확한 이유는 알 수 없다고 한다.

모발 이식술의 한계와 문제점도 분명히 알자

모발 이식은 모낭 자체를 뿌리째 옮기는 것이므로 모발의 전체 수가 증가하는 것이 아니라는 근본적인 한계가 있다. 머리카락이 많은 부위에서 탈모 부위로 단순히 옮기는 것뿐이다. 그리고 모낭을 채취한 부위는 더 이상 모발이 자라지 않으므로, 채취한 모낭만큼 큰 상처와 흉터가 남게 된다.

한편, 모발 이식은 비용도 많이 들고 시술을 받는 사람 입장에서는 모낭을 수천 개 채취하는 과정에서의 삭발과 상처 및 이식한 모낭이 바로 생착하지 못하고 다시 빠지고 나서 생착하는 과정을 거치면서 약 6개월에 가까운 시간을 어색한 외관과 상처의 고통을 감수하여야 한다는 시술상의 많은 부담도 수반된다.

한편, 탈모 부위가 아무리 넓다고 하더라도 한 번에 채취 가능한 모낭의 수가 3,000~5,000모낭으로 한정될 수밖에 없다. 그 주된 이유는 모낭을 채취한 이후에는 약 2시간이 지나면 모낭의 세포들이 활력을 잃기 시작한다.

즉, 채취한 모낭을 2시간 이상 지나서 이식을 하게 되면, 모발을 생성할 수 없는 모낭을 심는 결과가 되어 아무런 효과가 없게 되는 것이다.

따라서 현재 기술로는 2시간 이내에 채취, 분리, 이식이 가능한 모낭 수가 3,000~5,000 정도까지만 가능한 것이다.

또한, 후두부 모낭의 수가 한정되어 있을 뿐만 아니라 후두부에서 지나치게 많은 수의 모낭을 채취할 경우에는 상처 부위가 커지는 등 후두부에 심각한 타격을 줄 수 있기 때문에 여러 차례 계속 반복해서 모발 이식을 할 수는 없다. 즉, 모발 이식술로 옮겨 심을 수 있는 모낭의 수는 전체의 3~5%에 불과한 것이다.

모발 이식과 관련한 흥미로운 일화가 있다. 유명한 축구 선수 루니도 탈모가 있어 모발 이식을 했다고 한다. 그런데, 시간이 한참 지난 뒤 모발 이식을 한 부위는 탈모가 덜 된 반면, 모발 이식을 하지 않은 부위는 탈모가 그대로 진행이 되어서 모발 이식을 한 부분만 섬처럼 남게 되어 오히려 더 어색한 모습이 되었다는 것이다.

젊은 시기에 모발을 이식하는 경우에는, 언제쯤 모발 이식을 할지 어떤 부위에 어떤 방식으로 이식하는 것이 적절할지 결정할 때 이러한 사례도 고려하여야 할 것이다. 특히, 젊은이들의 경우에는 모낭 이식 직후의 모습만 생각하기보다는 10년 이후의 장기적 관점에서 판단하여야 한다.

모낭을 그대로 옮겨 심어야만 머리카락이 자라나는가

모발 이식과 관련하여 여기서 중요한 하나의 의문이 생긴다.

위의 모발 이식술과 같이 반드시 모낭 자체(나무뿌리를 통째로)를 그대로 옮겨 심어야만 모발이 자라나는지, 모낭의 특성을 잘 연구하고 이에 맞게 잘 분리(나무뿌리를 잘게 잘라)하여 옮겨 심어도 모발이 자라날 수 있는 방법은 없는지에 관한 것이다.

만약 위의 의문에 대해 부정적인 답변이 돌아온다면, 위에서 설명한 기존 치료법 중 주사 시술은 전부 무용지물에 가깝다는 결론밖에 없을 것이다.

아무튼, 모낭에는 다른 신체 기관에서는 찾아보기 힘든 엄청 힘 있고 유능한 만능 세포 격인 줄기세포가 있다는 점을 강조하였다. 만약 이러한 방법이 가능하다면 모발 이식술에 대한 매우 획기적인 대안이 될 것이다.

위에서 언급했던 리제리나 방식 등도 이러한 사고에 기초를 하고 있는 것이다. 다만, 어렵게 채취한 두피 조직을 믹서기에 넣은 것과 같이 물리적인 힘인 칼로 갈아 버려 그 안에 있는 줄기세포 등 유효한 인자들이 손상을 심하게 받게 되어 그만큼은 효과가 제한적일 것이라는 문제는 있다.

이러한 점에 착안하여 ㈜헤어폴리클바이오는 이러한 문제점을 극복하고 한 단계 더 업그레이드하기 위하여 두피에서 모낭을 채취하여 매우 조심스럽고 정밀하게 이를 효소 분해하여 줄기세포와 그 밖의 유효한 미세 인자들을 최대한 살리는 방식으로 탈모 치료용 주사액을 만드는 특허를 출원하였다.

맥주 효모와 관련한 이야기

독일의 한 맥주 공장에서 일하는 근로자들이 유난히 피부가 좋고 머리카락은 빠지지 않을 뿐만 아니라 윤기까지 나는 것을 발견하였다.

그 원인을 조사하다 보니, 이들은 맥주 공장에서 오랜 시간 일하면서 계속해서 공기 중에 떠다니는 맥주 효모와 접촉하고 있다는 사실을 알게 되었다.

그래서 맥주 효모가 피부 및 탈모 예방과 치료에 좋다는 소문이 나게 된 것이다. 관련 제품들도 현재 많이 출시되어 있고, 많은 탈모인이 맥주 효모를 먹거나 두피에 바르는 방법을 활용하고 있다.

맥주 효모가 어떤 경로를 통하여 탈모 예방 및 치료에 도움이 되는지에 대한 구체적인 경로 등에 대해서는 밝혀지지 않았다. 그러나 경로 등을 과학적으로 설명하지 못한다고 해서 맥주 효모가 탈모에 효과가 있다는 사실까지 없어지는 것은 아니다.

그러면, 문득 맥주를 많이 마시면 탈모 방지에 도움이 될 수도 있지 않을까 하는 의문이 든다. 그러나 시중에 유통되고 있는 술로서의 맥주는 맥주 효모와는 전혀 관련이 없다. 맥주 효모는 맥주 제조 과정에서 이용될 뿐이지 제조된 맥주 안에는 정작 맥주 효모는 전혀 포함되어 있지 않다고 한다.

따라서, 탈모 치료용으로 '마시는 빵'이라고도 불리는 맥주를 자주 마시는 것은 오히려 탈모의 원인이 되는 비만만 초래할 뿐일 것이다. 용도가 따로 있는 것이다. 맥주는 기분 좋게 마시는 기호음료일 뿐이다.

탈모 관련 건강 보험의 적용 범위

탈모가 단순한 '미용 차원인지 질병인지 여부'에 대한 논란 및 시각과도 밀접한 관련이 있는 이슈이다.

피부 질환 중에서 알레르기성 피부염, 건성 피부염, 지루성 피부염, 건선, 백반증, 사마귀 등은 건강 보험이 적용되는 반면에, 여드름과 같은 미용 목적은 건강 보험이 적용되지 않는다.

탈모와 관련하여 건강 보험이 적용되는 범위는 자가 면역 고장에 의한 원형 탈모와 두피에 염증 세포가 작용해 발생하는 모발 편평 태선이다.

반면, 나머지 안드로겐형 탈모, 휴지기 탈모, 항암 치료 후 발생하는 성장기 탈모 등은 '미용 목적'으로 간주되어 건강 보험이 적용되지 않는다. 어딘지 모르게 많이 이상하다는 생각이 든다.

모발 이식 등도 건강 보험이 적용되지 않는다. 즉, 탈모 치료를 받는 사람의 약 5% 정도만이 건강 보험의 혜택을 받고 있는 것이다.

박근혜 정부 시절에는 종전에 미용으로 취급되던 치아 스케일링과 임플란트가 건강 보험의 대상으로 편입되었다.

이와 같이 건강 보험의 적용 여부는 어떤 절대적이거나 논리적인 기준이 있는 것은 아니다. 그 질환에 대한 치료가 얼마나 절실한지에 대한 사회적 인식과 합의의 문제이다.

현재 탈모 현상이 젊은이들까지 확산되어 있다. 이들에게는 "탈모 치료가 곧 연애이고 취업이고 결혼이다."라는 말까지 나오고 있다. 그만큼 절실한 문제인 것이다. 탈모가 육체적으로 죽는 질병은 아니지만, 정신적으로 죽도록 아프게 느껴지는 경우도 많다.

실제로 탈모 치료를 받는 연간 약 24만 명 중 젊은 층에 속하는 20~40대가 차지하는 비중이 남성은 72%, 여성은 58%에 이를 만큼 젊은 층이 중장년층보다 오히려 탈모 치료에 매우 적극적인 것으로 나타났다. 그 이유도 한번 생각해 볼 필요가 있다.

종종 보도를 보면, 소위 탈모인의 성지라는 동네 의원들이 나온다. 값싼 탈모 처방을 받기 위해 전국에서 몰려드는 젊은이들이 찾는 곳이다. 보통 이런 곳에서는 정상적인 탈모 치료 약이 아닌 비슷한 성분의 건강보험이 적용되는 값싼 약을 수개월씩 처방을 한다. 안타까운 현실이다.

탈모인이 겪는 자신감 상실, 대인 기피 등은 삶의 질과 직결되고 탈모 치료에 대한 절실함은 치아 스케일링에 결코 뒤지지 않을 것이다. 좀 더 경제적 부담이 적은 상태에서 탈모 치료를 편안히 받는 길이 더욱 확대되어야 할 것이다.

소위 탈모인의 성지를 이용할 경우의 위험성

탈모인의 성지가 존재할 수 있는 이유부터 알아보자.

탈모 약 미녹시딜은 일반 의약품(OTC)이다. 즉, 의사의 처방 없이도 약국에서 얼마든지 구입할 수 있다. 반면에 호르몬 치료제인 프로페시아는 의사의 처방을 받아야 하는 전문 의약품이다.

그런데, 프로페시아는 탈모 치료용으로 처방을 받을 경우 미용상 필요한 것으로 간주되어 건강 보험 적용이 되지 않는다. 당연히 약값이 부담스러워진다.

반면 똑같은 피나스테리드 성분이 들어 있는 전립선 치료제는 건강 보험이 적용된다. 똑같은 성분인데 탈모용은 미용용으로 간주되어 건강 보험이 적용되지 않고, 전립선 치료제는 질병으로 간주되어 건강 보험이 적용되는 것이다.

그래서 탈모 환자들이 편법으로 전립선 치료 약 처방을 받기 위해 소위 성지라고 하는 곳으로 몰려가는 것이다. 편법 처방을 해 주기 때문이다.

그런데, 피나스테리드가 전립선 치료제로 쓰일 때는 5.0mg인 데 반해, 탈모 치료제로 쓰일 때는 용량이 5분의 1로 줄어 1mg이 처방된다.

전립선 환자가 아니라면, 탈모 치료를 위해 강한 처방이 필요 없는 것이다. 이것도 덩치 큰 서양인 기준이다.

일본에서는 동양인의 체격에 맞게 0.2mg이 많이 활용되고 있다. 탈모 치료에는 0.2mg이나 1.0mg이 효과 면에서 큰 차이가 없기 때문에 가급적 용량을 줄여 사용하려는 것이다. 피나스테리드의 효과성은 용량 의존도가 낮은 특성이 있기 때문에 가능한 방법이다.

탈모 치료용으로 5.0mg을 복용하는 것은 한국인의 체격 기준으로는 과해도 한참 과한 것이다.

프로페시아가 일반 의약품인 미녹시딜과 달리 의사의 대면이 필요한 처방 약인 이유는 용량뿐만 아니라 환자별 특성을 반드시 감안하여야 한다는 의미가 함축되어 있을 것이다.

그만큼 성지를 이용하는 것은 위험성이 있다. 탈모인 입장에서는 "누가 이용하고 싶어 이용하나?"라는 답변일 듯하다. 이러한 현실을 감안하여 건강 보험 적용 범위가 탈모 환자의 편의를 높이는 방향으로 서둘러 조정되어야 할 것이다.

나에게 맞는 미녹시딜의 농도는?

우리나라에서 현재 허가를 받아 사용할 수 있는 미녹시딜은 2%와 5%, 두 가지이다. 나라마다 허가를 받은 농도가 제각각이다.

특별한 이유가 있다기보다는 허가를 그렇게 받았기 때문이다. 그만큼 농도가 다른 의약품 하나를 허가를 받기 위해서는 엄청난 시간과 임상 실험이 필요한 것이다.

참고로, 앞서 언급한 바와 같이 적용 방법이 달라져도 다시 이런 절차를 밟아야 한다. 피나스테리드는 먹는 형태는 허가되었는데, 바르는 형태는 허가가 안 되고 있는 것이다.

미국에서 탈모용으로 개발될 당시의 농도는 2% 하나였고, 이것이 일본의 제일 인기 있는 탈모 약 Re-up 제품을 만드는 다이쇼 제약 회사에 의해 도입될 당시에는 1%였다. 현재는 양국 모두 5%가 허가되어 사용하고 있다.

농도가 높아지면 효과가 크다는 사실을 알았기 때문이다. 그렇다고 마냥 농도가 높아질 수 있다는 의미는 절대 아니다.

여성이 5%를 사용할 경우에는 얼굴 등에 털이 나는 등 부작용이 심해질 수 있다고 한다. 그래서 여성들은 주로 2% 미녹시딜을 사용한다. 남성의 경우에도 초기 단계에는 낮은 것을 사용하는 것이 바람직하다. 이런 화학 약품들은 보약이 아니고 기본적인 독성이 있기 때문이다. 그래야 병원균들을 죽일 수 있는 것이다. 가급적 적게 사용해야 하는 이유이다.

두타스테리드(Dutasteride)

탈모 치료용으로 전 세계적으로 널리 쓰이는 약은 아니다. 우리나라에서 세계 최초로 '아보다트'라는 상품명으로 승인되었고, 이후 일본에서도 승인되어 현재 우리나라와 일본 두 나라만 탈모 치료용으로 사용하고 있다.

두타스테리드는 피나스테리드와 비슷하다고 보면 된다. 그러나 피나스테리드보다는 상당히 강한 약이다.

그래서 미국 FDA를 비롯한 세계 각국에서 두타스테리드를 BPH 치료용으로는 허용하고 있지만, 탈모용으로는 승인을 하지 않고 있는 것이다. 효과도 크지만, 여러 부작용도 그만큼 심각하기 때문이다.

피나스테리드처럼 여성에게는 처방이 되지 않을 뿐만 아니라, 가임기 여성들은 두타스테리드를 만져서도 안 된다. 피부를 통하여 흡수가 되는 것을 우려한 것이다.

두타스테리드와 피나스테리드의 차이점은 위와 같이 약성의 강도뿐만 아니라, 피나스테리드는 5AR 타입 2에만 효과가 있는 반면, 두타스테리드는 5AR 타입 1, 2 모두에 효과가 있다는 차이가 있다.

반감기에서도 뚜렷한 차이가 있다. 피나스테리드는 반감기가 약 하루이며 2~3일이면 약 성분이 모두 빠져나가는 데 반해, 두타스테리드는 반감기가 수개월 이상이다.

즉, 피나스테리드는 부작용이 있어 약을 중단하면 부작용도 바로 중단되지만, 두타스테리드는 부작용이 있어 약을 중단해도 부작용이 수개월간 지속된다.

따라서, 피나스테리드는 복용 중단 후 1개월간은 헌혈을 할 수 없음에 반해, 두타스테리드의 경우에는 복용 중단 후 약 6개월은 헌혈을 하여서는 안 된다.

한편, 피나스테리드는 BPH 치료에서는 5mg을 사용하고, 탈모 치료에서는 1mg을 사용한다. 형태가 알약 형태로 되어 있어 BPH로 5mg을 처방받아 이를 5등분을 한 후 탈모 치료용으로 사용하기도 한다.

반면, 두타스테리드는 BPH 치료용이든, 탈모 치료용이든 똑같이 0.5mg이 처방되고 형태가 연질 캡슐용이라 이를 쪼갤 수도 없는 특징이 있다.

다만, 두타스테리드의 반감기가 긴 점을 감안하여, 복용량을 조절하는 경우도 있다. 즉, 2~3일에 한 번씩만 복용하는 방법 등이다.

그러나, 두 약품 공통적인 한계도 있다. 탈모 현상을 지연시키는 데는 효과가 있지만, 새로운 모발을 나오게 하는 데는 효과가 제한적이다. 또한, 정수리 부위에는 효과가 상대적으로 좋지만, 이마 부위에는 효과가 제한적이다.

※ 제네릭 의약품(Generic Medicine)

오리지널(Original) 화학 합성 의약품에 대비되는 용어이다. 흔히 '카피 약' 또는 '복제 약'이라고도 불린다. 오리지널 약품의 특허가 만료됐거나 특허가 만료되기 전이라도 물질 특허를 개량하거나 제형을 바꾸는 등 모방하여 만든 의약품을 말한다.

'비아그라'와 '팔팔정'처럼 성분, 제조법, 효과 등이 비슷한데 약품 이름만 다른 경우이다. 여기서, 비아그라가 오리지널 의약품에 해당하고, 팔팔정은 제네릭 의약품에 해당한다.

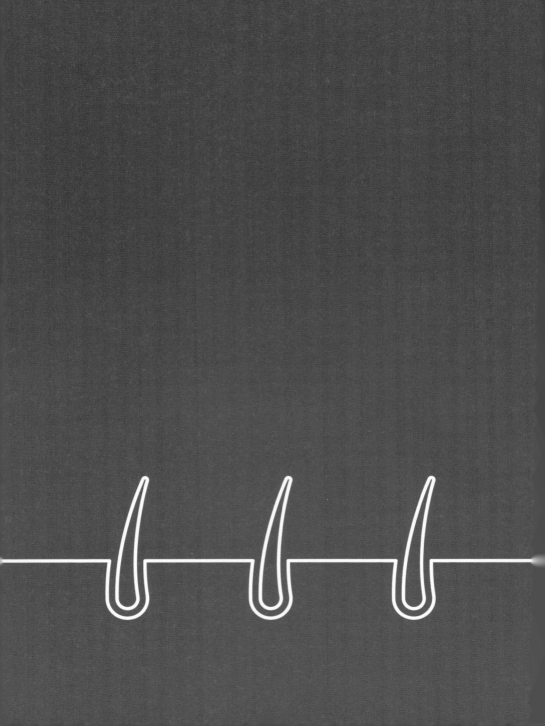

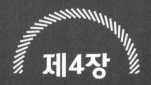

제4장

모낭과 머리카락도
피부의 일부이다

두피를 알아야 탈모에 대처할 수 있다

피부는 신체 기관 중 가장 큰 기관으로 우리 몸의 항상성 유지 등에 중요한 역할을 한다. 피부는 어른의 경우 거의 2㎡의 넓이이고, 혈액의 약 1/3이 이곳에 있다.

피부 조직은 상피층(Epidermis), 진피층(Dermis), 피하층(Hypodermis) 3개 층으로 구성되어 있다. 그러나, 엄격히 말하면 피하층은 피부 조직이 아니다.

상피층은 0.1~1.5mm의 두께이고, 피부색을 책임지고 있고, 우리 몸의 '방어벽 역할'을 한다. 이 중 피부 방어벽 역할에 핵심적인 기능을 하는 각질층(Stratum Corneum)은 가장 바깥의 죽은 세포들로 구성되어 있고 계속해서 새로운 죽은 세포로 대체된다.

이를 턴 오버(Turn Over)라고 한다. 턴 오버가 잘되지 않으면 두피에 각질이 쌓이게 되고 노폐물이 뒤섞여 모공을 막게 되어 탈모를 유발할 수 있다.

보통의 경우 턴 오버는 약 6주 정도로 이물질이 포함된 각질층이 떨어져 나가고 새로운 각질층으로 채워지는 과정이 계속된다. 화학적 자극이나 물리적 자극이 반복되면 각질층이 두꺼워지고 쌓이게 되는 악영향을 미치게 된다.

이러한 각질층은 케라틴(Keratin)이라는 단백질 성분의 각질 세포와 세포 사이의 지방질로 구성되어 있다. 각질 세포 간의 거리는 50~100nm(나노미터)이다. 피부의 방어벽 역할은 이러한 세포 사이의 지방 구조와 밀접한 관련이 있다.

이들 지방은 주로 케라틴 합성 과정에서 만들어지는 지방 합성물로, 세라마이드(약 40%), 콜레스테롤(약 27%), 콜레스테롤 에스터(약 10%) 등으로 구성되어 있다.

이 지방의 성격이 매우 중요한 것은 유효한 약 성분이 피부 속까지 스며들게 하는 방법이 여러 가지 있을 수 있으나, 이 지방을 통하여 자연스럽게 스며드는 것이 피부 장벽을 파괴하지 않는 방법이기 때문이다.

피부의 방어벽 역할은 우리의 건강을 지키는 데 매우 의미 있는 역할을 할 뿐만 아니라, 탈모와도 매우 직접적인 상관성이 있다.

진피층은 1.5~4mm의 두께이고, 수분 저장고 역할과 외부 침입 물질이 발견되면 이를 제거하는 면역 체계의 불순물 제거 세포를 보유하고 있다.

모낭도 진피층에 위치하고 있으며, 진피층에는 피부의 탄력과 주름 예방 기능을 담당하는 일종의 단백질인 콜라겐(Collagen)과 선천 면역 기능을 담당하는 대식세포, 땀샘, 피지샘, 모세혈관 등이 존재한다.

피부에 노화 현상이 나타나는 것은 표피와 진피가 변화하는 것을 의미한다. 각질층의 수분 감소, 각질 세포의 턴 오버 감소, 콜라겐 감소 등이 주원인이다. 나이가 들어 가면서 이러한 노화 요인이 증가하게 되는 것이다.

피하층은 지방 세포로 구성되어 있어 상처로부터 내부 기관을 보호하는 완충 작용의 역할을 하고, 모낭의 가장 아랫부분이 접촉하고 있다.

두피에는 상재균 등 매우 유익한 미생물들이 존재하면서 활동을 한다

두피에는 피지와 이를 먹이로 하는 유익한 미생물(상재균 등)들이 존재하면서 피부의 균형을 유지한다. 미생물은 장 속에서만 중요한 역할을 하는 것이 아니라 피부에서도 매우 중요한 역할을 한다.

피부 미생물이 병원균 침입을 막고, 염증 반응 억제와 면역 증강 및 항상성 유지, T-cell의 분화, 혈관 신생성 등에 관여하며 선천적 면역과 후천적 면역 등 필수적인 기능을 한다는 사실은 널리 알려져 있다.

동물의 소화 및 흡수 기관인 장(腸)은 육식 동물의 경우에는 짧고, 초식 동물의 경우에는 상대적으로 긴 편이다. 인간의 장은 초식 동물과 비슷하게 긴 모양을 하고 있다.

장이 긴 만큼 그곳에 서식하는 미생물도 무려 100조 개에 이른다고 한다. 여기에는 유산균으로 대변되는 락토바실러스, 비피도박테리움 등 유익균이 약 85% 있을 뿐만 아니라, 살모넬라균, 클로스트리디움 등 유해균도 15% 정도 존재한다고 한다.

유익균만 중요한 역할을 하는 것이 아니라 유해균도 나름 필요한 역할을 하기 때문에 꼭 필요하다고 한다. 황금 비율인 85:15가 무너지면 좋지 않다고 한다.

따라서, 두피의 경우에도 미생물들이 파괴되고 존재하지 못하게 되면, 염증, 홍조, 각종 피부 알레르기, 피부 노화뿐만 아니라 면역 체계까지 악영향을 미치게 된다.

탈모의 원인이면서 가장 흔하게 발생하는 알레르기 반응 현상이기도 한 건성 습진도 이러한 미생물들이 존재하지 못하고, 후술하게 될 피지막 및 두피의 장벽이 무너짐과 가장 연관이 깊은 질병의 한 형태의 것이다.

결론적으로, 두피의 미생물, 피지의 적정한 양, 두피의 피부 구조적 장벽의 유지는 탈모 예방 및 치료에 매우 중요한 역할을 하는 것이다.

두피에 있는 피지는 유익한 역할을 더 많이 한다

얼굴과 두피는 피지가 유난히 많이 나오는 신체 부위이다. 얼굴의 중

앙 부위인 소위 T 존으로 알려진 이마, 코, 입 주변이 피지가 많고, 두피도 다른 부위에 비해 피지가 상당히 많이 분비되는 부위에 해당한다. 괜히 많이 분비되는 것이 아니다. 그만한 유익한 기능이 있기 때문이다.

일반적으로 피지에 대해 상당한 오해가 있다. 피지는 나쁜 것이고 지워 내야 하는 것으로만 생각하는 것이다.

물론, 피지가 두피에 과도하게 남아 있으면 오염 물질들이 달라붙는 등 깨끗하지 못한 환경이 조성되고 이로 인해 피부 질환이 발생할 수도 있다. 피지를 깨끗이 지워 내고 나면 산뜻한 느낌을 주는 것도 사실이다.

그러나, 적당한 피지는 앞서 언급한 유익한 상재균의 먹이가 되고, 피지막은 피부를 보호하면서 수분 증발을 막아 주는 보호막 기능을 한다. 피지가 정상적으로 잘 분비되어 피부 장벽이 강해지면 피부 노화도 쉽게 일어나지 않는다.

이러한 피지가 부족하게 되면 피부는 상하고 피부 노화를 촉진한다.

나이가 들어 갈수록 두피에 필요한 피지의 분비량이 줄어들고, 남성에 비해서 여성의 피지 분비량이 일반적으로 작다. 따라서, 노인과 여성들은 피지를 과도하게 제거해서는 안 된다.

같은 맥락에서, 피지와 유효한 미생물들을 과도하게 제거하는 합성 계면활성제가 많이 들어 있는 샴푸를 지나치게 자주 사용해서는 안 된다.

두피 투과력(Penetration)은 탈모뿐만 아니라 건강에 매우 중요하다

우리는 일상생활 중 머리 부분에 샴푸 등을 비롯하여 많은 제품을 사용한다. 그중에는 바르는 치료 약도 있다.

이때 이 제품들이 단순히 두피에만 영향을 미치는지 피부 속까지 영향을 미치는지는 두피뿐만 아니라 탈모, 더 나아가서는 우리의 신체 건강과 직결되는 매우 중요한 이슈가 될 것이다.

그런데, 이 부분에 대해서 대부분의 사람은 별로 신경을 쓰지 않는다. 그래서 쉽게 제조업자나 판매업자의 마케팅 전략에 휘둘려 별 효과도 없는 제품을 군중 심리 등의 영향으로 구매하거나 오히려 두피를 망가뜨리고 탈모를 촉진하는 제품을 선택하는 우를 범하는 경우가 많다.

우리가 선택할 수 있는 제품만이라도 이러한 점에 대해 나름 기본적인 지식을 갖추고 대응할 필요가 있다. 샴푸와 같이 매일 사용하는 제품일 경우에는 특히나 중요할 것이다.

이와 관련하여 가장 기본적인 원칙은 피부나 탈모에 좋은 영향을 미치는 물질들은 우리의 피부를 충분히 통과할 수 있어야 한다. 반면, 악영향을 미치는 물질이면서 피부의 침투성까지 좋은 물질은 접촉 자체를 최소화하는 것이 최선일 것이다.

피부병, 탈모 치료 등 약효가 있는 물질들은 빨리 피부 속으로 침투될 수 있어야 약효를 발휘할 수 있다. 이와 같이 피부 장벽 통과의 이점으로 작용하는 것은 순수한 치료용의 경우에 한정된다.

예컨대, 선크림과 같은 화장품이나 벌레 퇴치제 같은 제품은 피부 장벽을 통과해서는 안 된다. 반면 두피에 바르는 치료용 약물은 피부 장벽을 통과해야 할 뿐만 아니라 목표 지점인 모유두까지 도달하여야 한다.

피부를 통과할 수 있는 물질은 아주 극소수에 불과하다

우리는 피부 조직이 우리 몸에 유익한 물질만 피부를 통과하게 하고 해를 끼치는 물질은 통과를 하지 못하게 기능을 해 주기를 바랄 수도 있다.

물론 우리의 피부는 우리 신체의 약 70% 정도를 구성하는 수분이 태양열 등에 의해 쉽게 빠져나가지 못하도록 하고, 외부의 오염 물질이 쉽게 우리 몸속으로 침투하지 못하도록 나름의 기본적이고 유익한 방어벽 역할을 한다.

그러나, 피부가 일부 선별 기능을 하지만 모든 선별 기능까지 하지는 못한다. 즉, 피부의 통과 기준은 우리 몸에 유리한지 아닌지로 결정되는 것은 아니고, 분자량이 작고 기름 성분에 가까운 성질을 갖고 있으면 잘 통과하는 것이다.

피부 통과는 의약 분야의 탈모 연구뿐만 아니라 화장품 등에서 매우 중요한 이슈이므로, 이를 위해 각종 실험이 필요하지만 윤리적 고려나 적용 가능성 등 제약으로 인간을 대상으로 직접 실험을 하는 것은 거의 불가능하다. 대부분 동물을 대상으로 실험을 하게 된다.

인간의 피부 조직도 부위에 따라 조금씩 다른 특성이 있으므로, 여러 동물의 피부 조직 중 가장 비슷한 것을 골라 실험을 하게 된다.

모낭과 관련한 실험에서는 돼지의 귀 피부 조직을 많이 활용한다. ㎠당 돼지 귀의 경우 평균 20개의 털이 있고, 인간은 약 14~32개로 가장 비슷하기 때문이다. 또한 마우스의 복부 피부를 활용하기도 한다.

분자의 크기와 관련하여 화장품 업계에서는 아주 유명한 '500 Dalton 법칙'이라는 것이 있다. 분자의 무게가 500달톤을 넘으면, 피부를 통과하기가 어렵다는 것이다(참고 문헌 33).

참고로, 앞서 언급한 대로 콜라겐은 피부 중 진피를 구성하는 물질이다. 콜라겐을 피부 속에 보충해 주면 피부가 당연히 젊어질 것이다. 그래서, 값비싼 콜라겐 함유 화장품 등이 판매되고 있다.

그런데, 콜라겐의 무게는 120,000달톤이다. 피부 겉에 머물러 있을 뿐 피부 속으로 스며들지 못할 가능성이 매우 크다. 값비싼 콜라겐 함유 제품을 사용하는 것은 괜한 돈 낭비일 가능성이 크다.

화장품의 원리를 생각하면서 사용하는 스마트형 소비자는 이런 내용이 가끔 보도도 되고 있어 알고 있을 것이다. 이런 사실을 알면서도 쓰는 경우도 있으니 그것까지 말리고 싶지는 않다.

피부를 통과하는 몇 가지 방법

탈모 치료용으로 가장 널리 사용되고 있는 미녹시딜을 포함한 피부에 바르는 약들이 얼마나 약효를 발휘할 수 있는지는 이들 성분이 얼마나 피부를 잘 통과하여 목표 지점인 모유두에 잘 도달하는지에 달려 있다.

이것이 중요한 것은 피부는 강한 방어벽을 지니고 있어 어떤 물질이 쉽게 통과를 못 하게 하기 때문이다. 피부 조직은 우리 신체의 가장 바깥쪽에 위치하여 외부 환경과 끊임없이 접촉하면서 매우 중요한 역할을 하고 있다.

피부를 통과하는 방법은 크게 두 가지이다.

첫째는 땀샘이나 모낭 등 피부 조직에 있는 미세한 구멍 등을 통하는 방법으로 수용성 분자도 쉽게 통과할 수 있지만, 전체 피부 면적의 약 0.1%에 불과하다는 한계가 있다.

대표적인 것이 카페인(Caffeine)이다. 카페인은 두피 침투력이 앞에서도 잠깐 언급했듯이 매우 좋은 것으로 여러 연구 결과에 의해 밝혀졌다.

약 2분간의 두피 접촉으로도 표피를 지나 진피까지 도달한다는 것이다. 그런데, 카페인은 수용성 성분으로 지방과는 말 그대로 물과 기름의 관계이다. 두피 지방을 통해서는 통과를 하지 못한다는 것이고, 모낭의 구멍을 통해서 통과하는 것이다.

여기서, 한 가지 생각해 볼 문제가 있다. 카페인은 피부에도 매우 유익하고 침투력까지 좋으니, 샴푸 등에 함유하는 경우가 최근에 부쩍 늘어났다. 그런데, 샴푸에 카페인을 넣으면, 두피에 좋은 카페인만 피부를 통과하는 것이 아니라, 샴푸 성분의 대부분인 합성 계면활성제 등 두피에 나쁜 성분까지도 두피를 통과할 수밖에 없는 것이다. 득보다 해가 훨씬 큰 방법이라고 생각된다.

둘째는 이러한 미세한 구멍 이외의 피부 조직을 통과(Penetration)하는 방법으로, 일반적인 경우이다.

두 번째 방법도 다시 두 가지 방법이 있다. 하나는 각질 세포 사이의 지방을 통해 좀 더 자연스럽게 스며드는 방식이고, 다른 하나는 각질 세포를 파괴하면서 피부 속으로 침투하는 것이다.

탈모 치료제로 가장 많이 쓰는 일종의 혈관 확장제인 미녹시딜 2%, 5%는 피부를 통과하지 못하므로 피부 침투 촉진제로서 에탄올과 프로필렌 글라이콜(PG)이라는 석유 추출물을 80% 정도 함유시키는 것이 보통인데, 이러한 첨가제가 피부 건조증과 가려움증 등 부작용을 유발하기도 한다.

에탄올과 PG, 두 물질은 극성(Polar)이 있는 물질이다. 이에 반해 피부 조직 사이의 지방은 무극성(Non-polar)이다.

참고로, 물(Water)도 극성이 있어서 건강한 피부에 닿으면 스며들지 않고 피부에 맴돌게 된다. 서로 성질이 다른 물질들은 밀어 내는 특성이 있기 때문이다. 이런 특성으로 인해 우리가 목욕탕이나 수영장의 물속에 오래 있어도 우리 몸이 부풀어 오르지 않는다.

따라서, 이 두 물질이 피부 조직의 지방과는 다른 극성을 가졌음에도 불구하고 피부를 통과한다는 사실은 피부 조직에 자연스럽게 스며드는 방식이 아닌, 피부의 방어벽을 파괴하는 방식일 가능성이 크다는 점을 시사하는 것이다. 미녹시딜이 잘 용해되지 않는 특성과도 밀접한 관련이 있으리라 추측된다.

아무튼, 바르는 미녹시딜을 탈모 부위에 바를 경우에 가려움증, 피부 벗겨짐 같은 부작용이 발생하는 것은 피부 조직 파괴와 상관성이 있을 것이다.

피부 침투 촉진제는 피부를 통과하는 과정에서 피부 조직을 손상시키는 경우가 있고, 이것이 피부 가려움증을 유발하기도 한다. 즉, 일반적으로 피부 조직을 많이 손상시킬수록 가려움증 등 부작용은 심해지는 것이다.

가급적 피부 방어벽을 파괴하지 않고, 유효한 물질을 피부 속까지 침투시키기 위한 노력들이 계속되고 있다. 즉, 계속된 새로운 약효 전달 시스템(Noval Drug Delivery System, NDDS) 연구가 매우 활발히 진행되고 있는 것이다. 그러나, 아직 충분한 성과는 얻지 못하고 있는 실정이다.

각각의 피부 투과 촉진제가 작용하는 과정에 대해서는 정확하게 밝혀져 있지 않다. 다만, 몇 가지 경로를 추정하고 있다.

- 잘 조직화된 각질층과 각질 세포 사이의 지방 조직의 분해
- 세포 사이의 단백질과의 상호 작용을 통한 Modification
- 함께 투여된 약물의 분해

이와 관련한 3가지 과정은 아래 그림(참고 문헌 25)과 같다.

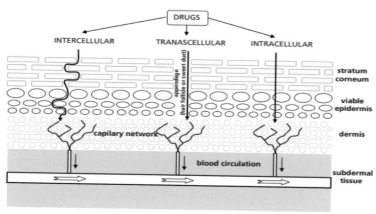

Drug permeation routes across the skin.

두피의 pH는 5.5인 약산성이다, 거기에 맞는 제품을 사용하는 것이 좋다

pH는 산도를 나타내는 지표이다. 0부터 14까지의 숫자로 표시된다. 중립값은 물(Water)과 같은 7이다. 값이 커질수록 알칼리성을 나타내고, 낮을수록 산성을 나타낸다. 예컨대, 11 이상이면 강알칼리성을, 3 이하이면 강산성을 의미한다.

두피를 포함한 피부 건강은 산성도와 매우 밀접한 관련이 있다. 건강한 피부 상태는 약산성인 pH 5.5이다. 따라서 pH 5.5 제품을 사용하는 것이 가장 좋다. pH가 지나치게 낮아지면 유분이 너무 많아져서 피부가 끈적임이 있어 좋지 않고, pH가 5.5보다 높아지면 피부가 건조하게 되어 탈모의 원인이 된다.

pH 5.5를 유지할 때 피지와 땀으로 피부에 천연 보호막이 적적히 형성되면서 보호된다. 이보다 pH가 높은 알칼리 환경에서는 나쁜 세균이나 곰팡이가 잘 자라고, 각질층을 구성하는 Keratin도 알칼리 환경에 취약하여 파괴될 수 있다. 즉, 알칼리 제품은 두피에 좋지 않고 부담을 준다.

pH는 나이가 들수록, 기온이 낮아질수록, 낮보다 밤에 알칼리성으로 변한다. pH가 높아진다는 것은 피부가 건조함을 의미한다. 건조한 것은 피부에 매우 좋지 않다. 지방산 성분이 많은 제품을 사용하는 것이 좋다.

실제로 만성 여드름 피부는 대개 7.5, 아토피 피부는 8.5 이상의 알칼리 수치를 나타낸다. 일반적인 목욕 비누는 9~11의 알칼리성을 띠기 때문에 얼굴에 사용했을 경우 피부 건조와 트러블을 유발하는 것이다.

어떤 사람들은 합성 계면활성제가 잔뜩 들어 있어 두피에 좋지 않은 샴푸를 사용하는 대신 세탁비누로 머리를 감는다고 한다. 그러나, 보통 세탁비누의 경우에는 pH 11~13의 강한 알칼리성을 띠고 있으므로 두피에 사용하지 않는 것이 바람직하다.

pH가 높아야 세정력이 좋아지기 때문에 세제용 제품들은 pH가 대체로 꽤 높다.

시중에 판매되는 샴푸의 약 90%는 약알칼리성 제품이다. 그러나, 약산성 제품들도 유통되고 있다. 가급적 약산성 제품을 사용하는 것이 좋다.

우리가 두피나 피부에 사용하는 모든 제품의 pH를 일일이 점검하는 것은 너무나 번거로운 일이다. 그러나, 매일같이 사용하는 제품이라면 한번 확인해 볼 필요도 있다. pH가 표시되어 있지 않다면, 리트머스 종이를 구입해 알아보면 간단하다. pH가 낮을수록 붉은색으로, 높을수록 보라색으로 변할 것이다.

리트머스 종이는 가까운 문구점이나 인터넷에서 쉽게 구입할 수 있다.

자외선은 피부의 적이다, 탈모에도 당연히 악영향을 미친다

서양인의 피부는 우리의 피부와 다르다. 우리 피부보다 얇고 천연 자외선 차단제라고 할 수 있는 멜라닌 색소도 적다. 에비앙이라는 회사가 피부에 뿌리는 소형 미네랄워터를 만들어 냈을 정도로 서양인의 피부는 건조하다고 한다.

여기서, 계속 피부에 대해서 언급하고 있다. 이를 두피나 탈모로 직역하여도 무방할 것이다. 모두 피부 조직이기 때문이다.

피부가 건조하면 노화가 빨리 온다. 나이가 들어갈수록 서양 여성의 피부가 동양 여성보다 매우 늙어 보이는 이유이기도 하다. 피부암에 걸릴 확률도 매우 높다. 피부암에 대한 공포도 크다. 피부암에 걸리지 않기 위해서는 자외선 차단제를 많이 사용할 수밖에 없다.

햇빛은 비타민 D 합성으로 유익한 기능도 일부 하지만, 자외선은 피부 화상을 일으키고 피부를 까맣게 만든다. 더 나아가서는 피부암을 유발하게 되고 면역 체계에까지 악영향을 미친다. 자외선에 의한 피부 노화 현상인 광노화(Photo-aging)로 인해 피부가 급속히 늙어 버린다. 즉, 자외선은 피부 및 탈모에는 무조건 안 좋다고 생각하면 된다.

한마디로 정상적인 사회생활을 하는 사람이라면, 가급적 햇빛은 피하는 게 득이다. 예외적으로 햇빛을 거의 쬐지 못하는 사람들은 햇빛이 전체 건강을 생각할 때 유익할 것이다.

유럽의 장기 노선을 운전하는 한 버스 기사가 오전에 출발할 때는 오른쪽 뺨이 햇볕에 노출되었다. 그런데, 오후에 돌아올 때는 반대 방향임에도 이제 해가 바뀌어 다시 오른쪽 뺨이 햇볕에 노출되었다. 이런 과정을 장기간 반복하다 보니 만화 영화에나 나올 법한 얼굴 모습이 되었다고 한다. 오른쪽 뺨만 노화가 급격히 이루어진 것이다.

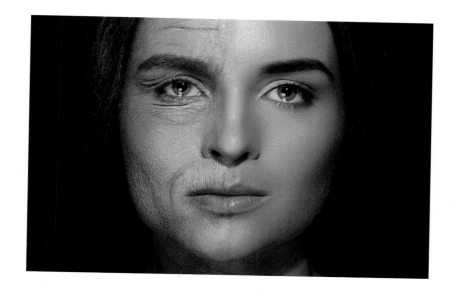

【 그림 】 이미지 사진

자외선은 DNA와 피부의 주요 구성 물질인 단백질을 변형시킨다.

자외선을 피해야 한다. 야외 활동을 할 경우에는 모자를 착용하거나 자외선 차단제를 바를 필요가 있다. 피부가 단순히 까맣게 되는 것을 피하기 위한 외모적 이유 때문이 아니라 건강을 위해서 자외선으로부터 피부를 보호해야 한다.

특히, 탈모가 있는 사람들은 자외선을 막아 줄 천연 차단막인 머리카락마저 부족한 만큼 더욱더 신경을 써야 한다. 자외선 차단제를 사용하는 것이 자외선으로 인한 것보다는 안전하지만 피부에 좋지 못한 것은 매한가지이므로 가급적 모자를 활용하는 것이 좋다.

※ 비타민 D

비타민 D를 흔히들 '태양 비타민'이라고 한다. 햇빛을 쬐면 생성되기 때문이다. 부족하면, 뼈의 성장에 큰 장애가 발생하고 현기증, 후천성 구루병을 유발한다.

그러나, 많다고 좋은 것만은 아니다. 과하게 되면 간에 축적되어 고칼슘 혈증, 식욕 부진 등 부작용을 초래한다. 비타민 D는 면역 체계를 강화해 주는 기능을 한다.

한편, 특이한 것은 비타민 D가 부족하게 되면 '비만'을 초래한다는 것에 대해서는 공감대가 형성되어 있으나, 보충제를 먹으면 허리둘레가 날씬해지느냐에 대해서는 아직 논란이 되고 있다.

※ 비타민 C

특히, 칡과 인디언 구스베리 식물에 많이 포함되어 있다. 미백 기능이 뛰어나서 비타민 C 유도체는 각종 화장품에 미백제로 활용되기도 한다. 한편, 피부 및 두피 조직에 필수적인 콜라겐 합성을 촉진하는 기능을 한다.

비타민 E와 함께 항산화 기능을 한다. 나이가 들어 감에 따라 항산화 기능이 떨어진다. 햇빛은 피부의 산화를 촉진하는 강력한 요소이다. 항산화제를 바르거나 먹어서 보충하는 것은 매우 중요하다.

※ 토코페롤

토코페롤은 비타민 E의 성분 명칭이기도 하다. 세포막 부근의 활성 산소를 제거하는 '항산화 기능'을 한다. 세포막은 지방으로 되어 있어서 활성 산소에 의해 쉽게 산화되는 약점을 가지고 있는데 토코페롤이 막아 주는 것이다. 화장품 원료에서는 산화 방지제, 피부 컨디셔닝제로도 활용된다.

※ 비오틴(Biotin)

비오틴은 손톱, 발톱 등을 구성하는 물질로 비타민 B7 또는 비타민 BH라고도 하는 수용성 비타민이다. 3대 필수 영양소인 탄수화물, 단백질, 지방의 대사 작용을 촉진하여 신체 활동에 필요한 에너지 생성에 중요한 역할을 한다.

비오틴은 모발이 자라나는 데 필수적인 케라틴 결합을 촉진하고 콜라겐 합성에 결정적 역할을 한다.

모발은 89~90% Keratin이라는 단백질로 구성되어 있고, 콜라겐은 모낭의 주성분으로 부족하면 모낭을 지탱하는 힘이 부족하여 모발이 빠진다.

※ 비타민의 특징과 주의점

비타민은 기본적으로 체내에서 생성이 되지 않는다. 음식 등을 통하여 외부에서 조달하여야 한다. 음식을 골고루 먹거나 영양제 형태의 보충제를 먹어야 한다.

그러나, 많이 먹는다고 꼭 좋은 것은 아니다. 오히려 해가 되는 경우도 있으니, 그 특징들을 알고 복용하여야 한다.

비타민 B와 비타민 C는 '수용성'인 반면, 비타민 D, E, K 등 알파벳 순서가 뒤인 것들과 비타민 A는 '지용성'이다.

수용성은 많이 먹어도 큰 탈을 일으키지 않는다. 얼마 지나지 않아 소변 등으로 배출되기 때문이다. 반면, 지용성은 체내에 축적이 되므로 용량을 잘 따져 적정량을 먹어야 한다.

자외선 차단제는 안전한가

자외선 차단제는 독성을 갖고 있다. 오죽하면 광선을 막아 주겠는가. 서양인들은 피부암에 대한 공포가 크기 때문에 상대적으로 자외선 차단제에 대해 관대하다. 피부암의 피해가 자외선 차단제의 독성보다 크다고 생각하기 때문이다.

황색 인종에 속하는 우리는 천연 자외선 차단제인 색소 세포 등으로 피부암에 걸릴 확률이 서양인에 비해 훨씬 낮다. 따라서, 자외선 차단제를 서양인만큼 많이 사용할 필요는 없는 것이다.

자외선 차단제의 종류는 두 가지가 있다. 맑은 색깔을 갖고 있으면서 피부에 흡수되도록 되어 있는 '흡수형'과 뿌연 색깔을 갖고 있으면서 피부에 흡수되지 않는 '산란형'이 있다. 흡수형이 피부에 더 나쁜 영향을 미친다.

자외선 차단 지수를 나타내는 SPF(Sun Protecting Factor)는 수치가 높다고 해서 꼭 비례해서 자외선 차단이 잘되는 것은 아니다. SPF 15 이상에서는 자외선 방어 효과가 거의 올라가지 않고 비슷비슷하다.

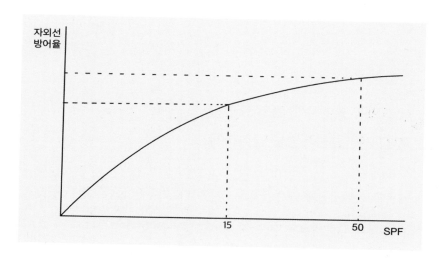

【 그림 】 SPF와 자외선 방어율 관계

SPF가 높아지면 독성도 그만큼 더 높아질 가능성이 커지므로 SPF 15 이상의 것 중에서 너무 높지 않은 제품을 골라 사용하는 것이 무난할 것이다.

피부가 연약한 어린아이들이나 노인들이 자외선 차단제를 바를 경우에는 피부에 기름기가 있는 제품을 바르고 이를 조금 닦아 낸 후 그 위에 자외선 차단제를 바르는 것이 좋다. 자외선 차단제가 그만큼 독하기 때문이다.

탈모인들이 모자가 없는 상황에서 야외 활동을 해야 하는 상황이라면, 두피에 적당하게 자외선 차단제를 바르는 것이 차선책이 될 것이다.

자외선을 불가피하게 사용한 경우에는 가급적 빨리 깨끗이 씻어 내야 한다.

샴푸의 주성분은 탈모의 요인인 합성 계면활성제임을 명심하자

계면활성제는 쉽게 말하면 비누 성분이다. 비누는 물만으로는 쉽게 씻어지지 않는 기름때들을 쉽게 씻어 주는 세정 작용이 뛰어난 물질이다.

이 원리를 좀 유식하게 학문적으로 표현해 보자.

우리가 흔히 물과 기름 같다는 표현을 한다. 양자가 성질이 완전히 달라 서로 섞이지 못하는 특성이 있기 때문이다. 물과 기름을 함께 섞어 놓으면 물 따로 기름 따로이다. 물은 극성(Polar)을 갖고 있는 반면, 기름은 무극성(Non-polar)의 특징이 있고, 서로 같은 성질을 갖는 물질들끼리만 뭉치려는 끼리끼리의 성향이 강하기 때문이다.

계면활성제는 기름에 친한 '친유성기'와 물에 친한 '친수성기'를 한 분자 내에 모두 가지고 있어 양쪽 모두와 친하다. 따라서, 계면활성제가 물에 녹으면 친유성기가 기름때를 붙잡아 감싸는 역할을 하고 떨어져 나온 기름때를 친수성기가 물로 잡아당겨 피부나 옷감에서 기름때 등을 분리하는 것이다.

계면활성제는 이와 같이 다른 성질의 물질이 만나는 표면(계면)에서 활동할 수 있는 분자를 지니고 있다. 계면활성제는 기본적으로 한 분자 내에 극성인 부분과 무극성인 부분이 함께 존재하는 특이한 성질을 지니고 있다.

이러한 특성으로 인해 물과 기름과 같이 태생이 다른 성질의 물질들을 섞이게 하는 것이다. 이렇게 잘 섞인 상태를 '에멀션(Emulsion) 현상'이라고 한다.

계면활성제는 크게 천연 계면활성제와 석유에서 만들어지는 합성 계면활성제로 구분할 수 있으나, 계면활성제의 종류는 나열하기 어려울 정도로 광범위하고 사용 범위도 샴푸나 비누뿐만 아니라 화장품 등에도 세정 작용과 유화 작용을 위해 사용되고 있다.

그러나, 합성 계면활성제는 강력한 '세정력'과 함께 '피부 침투력'을 지니고 있어 피부 조직의 단단한 각질층과 피지막을 파괴하고 촘촘한 구조를 서서히 무너뜨려 피부 속 수분 증발을 촉진하고 피부를 빠르게 건조하게 만들어 주름이 생기게 하고 노화를 촉진한다. 주부 습진도 이러한 부작용의 일종이다.

아무튼, 계면활성제의 비율이 높아야 세정력 또한 좋아진다. 계면활성제 함유 비율은 샴푸는 17%, 주방용 세제는 24%, 가루 세제는 33% 정도이다.

합성 계면활성제는 놀라울 정도로 피부 침투력이 강하기 때문에 피부 장막과 체내의 단백질을 서서히 파괴하여 트러블을 야기한다. 샴푸와 린스의 계면활성제도 단백질 변성 작용 등으로 비듬, 가려움증, 건성 습진뿐만 아니라 탈모를 유발하는 매우 중요한 요인이다.

합성 계면활성제는 독성(Toxicity)이 있다. 2018년 일본 요코하마에 있는 요양 병원의 한 수간호사가 무려 40여 명이 넘는 노인을 살해한 매우 충격적인 사건이 있었다. 더욱 충격적인 것은 살해 수단으로 사용한 것이 계면활성제라는 것이다. 간호사였기 때문에, 계면활성제의 독성을 알고 있었던 것이다.

계면활성제를 한두 번 사용한다고 해서 큰 문제가 될 일은 아니다. 그러나, 매일같이 사용하여 이것들이 누적이 될 때는 그 독성은 사람을 죽일 수 있을 만큼 강해지는 것이다.

이러한 계면활성제의 악영향에 주목하여 일본의 오자와 다카하루는 『화장품, 얼굴에 독을 발라라』라는 유명한 책을 저술하였다. 이 책에서도 계면활성제 부분은 참조 또는 일부 인용하였다.

합성 계면활성제는 피부 장벽을 파괴해 화장품에 포함되어 있는 화학 첨가물과 향료, 타르 색소 등을 피부 속으로 침투시켜서 '흑피증'의 원인이 되기도 한다.

합성 계면활성제는 피부 침투(파괴) 기능뿐만 아니라, 유화 작용을 하기 때문에 화장품에도 약 5% 정도가 들어가고, 미백제를 침투시키기 위한 침투제로도 활용된다.

합성 계면활성제는 샴푸든, 화장품이든 무조건 피하는 게 상책이다. 노푸(No Poo, No Shampoo)를 실천하는 사람들도 있다. 이것도 하나의 좋은 대안이 되기도 한다. 그러나, 막상 이것을 실천하는 것은 여간 불편한 일이 아니다. 샴푸도 나름 유용한 기능이 있기 때문에 강한 인내력을 갖지 않으면 실천하기가 어렵다. 이를 사용하지 않으면 그만큼 불편하기 때문이다.

탈모 치료제 샴푸라고 광고하면서 합성 계면활성제가 잔뜩 들어 있다면 이것은 소비자를 우롱하는 처사밖에 되지 않는다. 탈모 치료에 조금 도움이 되는 일부 물질과 탈모를 더욱 유발할 수 있는 합성 계면활성제의 혼합물에 불과하기 때문이다.

보통 입이나 호흡을 통해 들어온 독소들은 90%가 대사 작용(Metabolism)을 통해 배출되지만, 피부를 통해 침투된 독소들은 반대로 90%가 체내에 남아 비염, 천식, 아토피 등 각종 질병과 암을 유발할 수 있다고 한다.

세탁 후나 설거지 후 옷이나 피부에 남아 있는 합성 계면활성제가 주부 습진, 불임, 기형아 출산과도 밀접한 관련이 있다. 석유를 원료로 한 합성 계면활성제가 위험한 이유이다.

이러한 문제를 해결하기 위해 합성 계면활성제를 대체할 수 있는 물질의 개발과 발견을 위해 연구 노력이 계속 진행 중이다.

오래전부터 화장품 업계와 생활용품 업계에서는 탈계면활성제 바람이 불고 있다. 이유는 그만큼 유해성이 크기 때문이다. 그럼에도 불구하고 식물 계면활성제를 사용하거나 합성 계면활성제를 넣지 않는 경우는 찾아보기가 힘들다.

심지어 치약에도 합성 계면활성제가 들어 있다는 사실을 알고 있는가

합성 계면활성제는 아무리 씻어 내고 헹궈 내도 조금씩의 잔량이 남는다. 합성 계면활성세제로 세탁한 옷의 경우 5번 헹궜을 경우, 면은 0.2%, 모직은 1.6%가 잔량으로 남는다고 한다. 이 잔류 세제들이 피부에 나쁜 영향을 미치고 각종 피부염이나 습진을 일으키는 원인이 된다. 특히, 피부가 연약한 어린아이들에게 더욱 그렇다.

합성 계면활성세제 등은 미생물에 의해서도 잘 분해되지 않으며 생태계에도 심각한 악영향을 입힌다.

그럼에도 불구하고 편리성으로 인해 계면활성제는 우리 생활에서 떼어 놓을 수 없는 밀접한 물질이다. 샴푸, 린스, 세안 크림, 면도 크림, 주방 세정제 등 사용 범위가 매우 넓다.

치약의 세정 작용을 위해서도 계면활성제가 포함되어 있다. 이를 삼키면 어떤 결과가 될까? 비누를 먹는 효과가 있을 것이다. 치약을 먹게 되면, 위 점막 등을 파괴하여 위염과 위장 장애를 초래하게 되고, 세포막들을 녹이고, 각종 미생물의 손상, 백혈구 파괴로 건강이 나빠질 것이다. 치약 사용 후에는 입 안을 물로 깨끗이 헹구어 주어야 한다.

발모를 위해 치약을 두피에 바르는 웃지 못할 경우도 있다. 당연히, 발모가 아닌 탈모제를 바르는 효과가 있을 것이다.

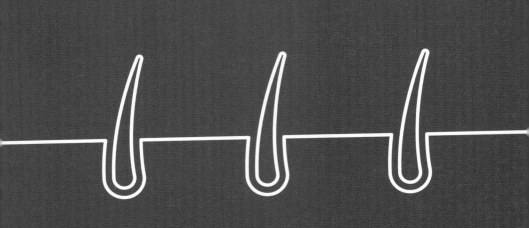

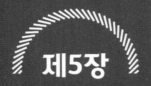

제5장

생활 속에서
지혜를 찾아보자

천연 계면활성제를 활용해 보자

합성 계면활성제의 대안은 천연 계면활성제를 활용하는 것이다. 레시틴(Lecithin)과 사포닌(Saponin)이 그것이다. 이 중에 레시틴이 많이 활용된다. 이들 천연 계면활성제는 피부를 자극하지 않을 뿐만 아니라 피부에 해를 끼치지 않는다.

레시틴은 콩이나 달걀노른자, 해바라기씨에 특히 많이 함유되어 있다. 사포닌은 인삼, 도라지, 알로에에 함유되어 있다. 특히, 알로에 잎의 가장 안쪽에 있는 젤에는 사포닌이 무려 3%를 차지하고 있다.

천연 계면활성제는 비교적 분자량이 크고 기포력이 낮은 특성이 있다. 반면, 합성 계면활성제는 분자량이 낮고 기포력은 좋은 특성이 있다. 씻는 느낌을 강하게 준다. 때문에 시중에 판매되고 있는 세정용 화장품, 샴푸 등에는 천연 대신 합성 계면활성제가 주로 사용된다.

레시틴은 달걀노른자(난황 레시틴), 콩, 해바라기씨에 특히 많이 함유되어 있다. 이 중 난황 레시틴은 동물성일 뿐만 아니라 과다한 콜레스테롤 함유 및 효율성 등에 문제가 있어 우리나라를 제외하고는 거의 사라진 상태라고 한다.

결국, 콩과 해바라기 중 어느 것을 선택할 것인지 문제가 남는다. 일반 사람들은 검은콩이 탈모에 좋다는 소문을 들었기 때문에 이를 선호할 수 있다.

그러나, 레시틴을 추출하는 과정이 다르다. 콩은 아세톤, 헥산 등 화학 물질이 추출 과정에 투입되지만, 해바라기는 '냉압착 방식'으로 추출하기 때문에 추출 과정에 화학 물질이 필요하지 않다. 추출 과정에서 사용된 화학 물질은 완전 제거가 불가능하기 때문이다.

한편, 콩은 알레르기를 일으키는 주요 식물군에 포함되어 있어 개인에 따라서는 사용이 제한될 수 있다. 유전자 변형(GMO) 논란도 있다. 따라서, 레시틴을 활용하기로 마음을 먹은 경우에는 해라라기 레시틴을 선택할 것을 추천한다.

레시틴은 세포막 구성의 중요한 성분의 하나로 지방 성분인 인지질의 일종이다. 또한, 우리 뇌에서 수분을 제외하고 30%나 차지하는 물질이다. 즉, 레시틴은 인체의 주요한 구성 물질이고 그만큼 인체 친화적인 것이다.

※ 인지질(Phospholipid)

인지질은 보통의 일반 지방(중성 지방)과 달리 분자 끝에 '인'이 하나 붙어 있기 때문에 일반 지방과 구분하여 붙여진 이름이다. 세포벽을 구성하는 지방의 일종이다. 한편, 레시틴은 인지질의 구성 물질이다. 즉, 지질(지방) > 인지질 > 레시틴인 것이다.

우리 세포의 세포막을 구성하는 인지질은 '유동성'을 갖는다. 피부에 강하게 힘을 가해도 다시 복원된다. 식물의 가지가 부러지고 마는 것과는 다르다. 이는 세포막들이 인지질로 인해 유동성의 특성이 있기 때문이다.

또한, 인지질은 아무 물질이나 함부로 세포막을 통과하지 못하도록 기본적인 '차단성'을 갖게 한다. 그러면서도 한편으로는 세포들에 필요한 물질들은 통과해야 세포가 에너지를 얻을 수 있으므로 '투과성'도 동시에 갖는다.

나이가 들어 가면서 뇌세포가 일정량씩 파괴되고 그 수가 감소하면서 치매가 되는 경우도 있다. 치매 예방에 도움을 주는 물질이 레시틴이다.

레시틴을 구성하는 지방산인 리놀레산, 리놀레인산 등은 불포화 지방산을 구성하여 콜레스테롤 수치를 낮추어 준다.

만약 레시틴이 부족하면 지방과 콜레스테롤이 원활하게 이동하지 못하고 혈관에 부착돼 혈액 순환이 나빠져 동맥 경화를 초래하고 뇌의 산소 요구량이 증가하고 뇌의 혈류 흐름이 나빠져 결국 심장에 부담을 주게 됨에 따라 혈전증, 혈소판 응집증 등을 초래하게 된다. 즉, 레시틴은 혈액 순환을 촉진하게 한다.

레시틴은 혈액 속의 해로운 콜레스테롤(LDL)을 흡수하여 수치를 감소시키고, 혈관에 엉겨 붙은 노폐물이나 중성 지방 배출에도 뛰어난 작용을 하여, 피부 침착(기미, 검버섯, 주근깨)과 고지혈증 및 동맥 경화 등의 각종 심혈관 질환에 도움을 주는 등 혈관 건강의 개선 효과를 갖고 있다.

레시틴은 먹는 경우에도 천연 계면활성제로서 '청소부 역할'을 한다. 혈관 속 콜레스테롤(지방성 물질)이나 기름을 제거하여 '혈관을 청소'한다.

천연이지만 레시틴(Lecithin)과 사포닌(Saponin)도 계면활성제의 성격을 갖고 있으므로 이들은 두피의 침투와 흡수에도 결정적 역할을 한다.

레시틴은 합성 계면활성제와 마찬가지로 친유성과 친수성을 동시에 갖는 독특한 분자 구조로 인하여 물과 기름을 잘 섞이게 하는 유화 작용 등을 통하여도 제품의 안정성을 높이고 두피의 흡수, 촉진을 하는 역할을 하는 것이다.

또한, 지용성 물질의 흡수 촉진과 노화 예방에 효과가 있기 때문에 인공 혈액의 원료나 각종 의약품 및 건강 기능 식품에 활용되고 있다.

레시틴은 바르는 경우뿐만 아니라 먹는 경우에도 피부나 체내 흡수를 위해 널리 활용될 수 있는 인체 흡수 촉진제로서의 잠재력을 갖고 있는 것이다.

물과 함께 있을 때 다양한 초분자 구조로 변형될 수 있는 재미있는 특성을 지니고 있어, 다른 유효 성분을 피부에 바를 때 이를 피부 속까지 전달하는 촉진제로서의 전망을 밝게 하고 있다.

또한, 레시틴은 세포 속 수분 조절을 해 주어 피부가 건조해지는 것을 예방해 주고 피부 트러블을 완화시켜 여드름 피부에도 효과가 있다.

레시틴은 세포 속의 수분을 조절하는 보습 물질로 주요 화장품에서 피부 건조로 인해 각질을 생기는 현상을 막아 주고, 피부에 윤기가 나게 하며, 지용성 비타민 A, D, K의 흡수를 도와 피부에 탄력을 준다.

레시틴과 같은 식물성 피부 투과 촉진제는 피부 속까지 흡수된 이후 매우 빠르게 신진대사 작용을 통해 누적되지 않고 소변 등으로 배설되기 때문에, 화학 물질에 비해 매우 안전하다. 다른 각도에서 보더라도 인체 구성 물질이 인체에 해로울 수는 없을 것이다.

지금까지 언급된 내용을 요약해 보자. 레시틴은 천연 계면활성제이므로 비누 대용으로 사용할 수 있다. 레시틴 자체를 탈모 치료용으로 두피에 바르거나 먹어도 효과가 좋을 것이다. 그리고 다른 약성 물질과 함께 사용하면, 그 물질들의 피부 흡수(바를 경우)나 체내 흡수(먹을 경우)를 돕는 역할까지 한다는 것이다.

※ 콜레스테롤(Cholesterol)

콜레스테롤 이름을 들으면 일단 몸에 별로 좋지 않은 것이라고 생각하는 사람이 많을 것이다. 그러나, 콜레스테롤은 우리 피부에도 존재하는 중요한 인체 구성 물질이고 지방의 일종이다.

콜레스테롤은 호르몬의 합성과 뇌의 발달, 유지를 돕는 등 생명 유지에 꼭 필요하다. 그러나, 많아지면 혈관을 막아 심혈관 질환을 야기한다.
즉, 고지혈증→심근경색→협심증→Stroke 등 치명적 결과를 초래할 수 있다.

콜레스테롤은 두 종류가 있다. 우리 인체에 나쁜 영향을 미치는 저밀도 콜레스테롤(LDL, Low Density Lipoprotein)과 유익한 고밀도 콜레스테롤(HDL, High Density Lipoprotein)이다.

총콜레스테롤은 200 이하, 저밀도 콜레스테롤(LDL)은 100 이하, 고밀도 콜레스테롤(HLD)은 60 이상으로 유지하여야 한다.

우엉 뿌리가 사포닌을 듬뿍 함유하고 있다고?

우엉은 국화과 두해살이 식물로 전 세계 어디에서나 흔하게 재배되는 식물이다. 우리나라에서는 기다랗게 잘라 김밥에 넣어 먹는 경우가 대표적이다. 잎부터 줄기, 뿌리, 열매까지 모두 식용으로 활용된다.

우엉은 인삼보다 사포닌을 더 많이 함유하고 있다. 물론, 사포닌의 기본 성분은 같지만 인삼(진세노사이드)과 동일한 성분의 사포닌은 아니다. 아무튼, 우엉의 사포닌은 뿌리의 껍질 부위에 특히 많이 함유되어 있다.

'피부에 좋은 물'이라고 불리는 우엉차는 피부 미용에 탁월한 효능을 가지고 있다. 우엉 성분인 사포닌은 잔주름 등의 피부 노화를 막아 주는 항산화 작용과 함께 피부 트러블 및 피지를 줄여 준다. 한마디로 피부와 두피에 좋다는 것이다.

참고로, 우리가 못 같은 철을 놔두면 얼마 지나지 않아 녹이 슬게 되는 것을 볼 수 있다. 녹이 슬었다는 것은 '산화'되었다고 표현할 수 있다. 산화는 철만 되는 것이 아니다. 우리 피부도 산화된다. 비유하자면 녹이 나는 것이다. 피부 산화는 피부의 노화, 탈모 등 당연히 나쁜 결과를 초래한다.

이를 좀 더 그럴듯하게 다시 표현해 보면, 햇빛이나 공해 등 내외의 나쁜 자극으로 인해 몸 안에 있는 유해한 활성 산소 발생이 증가하게 되면, 탈모를 포함한 피부 손상을 유발하고 DNA를 손상시키게 된다.

우엉처럼 식물에는 천연 항산화 물질이 많이 포함되어 있다. 이런 유익한 식물들을 피부에 바르면 산화를 막는 '항산화 효과'를 거둘 수 있다.

우엉의 성분인 사포닌은 혈관 속 노폐물 제거와 혈액을 맑게 하는 등 혈액 순환을 원활하게 하는 데 도움을 준다. 또한, 혈액 내 나쁜 콜레스테롤 수치를 낮춰 주는 효과가 있어 심장병과 동맥 경화, 뇌졸중 등을 예방하고 암세포의 성장을 막아 준다. 즉, 탈모 치료제 미녹시딜과 유사한 기능을 하는 것이다.

우엉의 타닌 성분은 염증을 없애 주는 소염 기능으로 아토피, 여드름 등 피부 질환에도 도움을 준다.

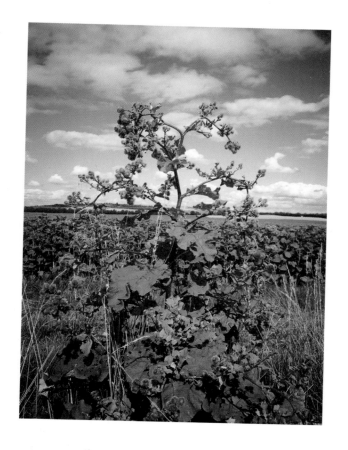

【 그림 】우엉

과도한 샴푸의 사용이 탈모의 원인이 된다

합성 계면활성제는 우리의 두피에 과다 분비된 피지를 제거하거나 오염 물질들을 제거하는 데는 탁월한 효능이 있어 두피에 도움을 준다. 그러나, 부작용이 심각한 것도 사실이다. 합성 계면활성제는 '피부의 적'이라고 불리고 있다.

샴푸를 사용하였을 경우에는 머리를 깨끗이 헹궈 주어야 한다. 거품이 남은 채로 머리를 말리면, 강력한 세정력과 침투력이 있는 합성 계면활성제가 우리 두피와 건강을 해치게 될 것이다. 당연히 탈모를 촉진하는 요인의 하나가 될 것이다.

합성 계면활성세제 등은 미생물에 의해서도 잘 분해되지 않으며 생태계에도 심각한 악영향을 입힌다. 그만큼 인체 내에 침투하게 되면 그 독성을 최소 5일 이상 남기는 것으로 미국의 독성학계는 보고하고 있다.

합성 계면활성제는 피부의 노폐물 등을 제거하는 세정 기능은 탁월하지만, 탈모의 원인이 되는 유익한 피부 장벽을 파괴하게 되고 이로 인해 피부 속이나 인체 내에 있는 수분의 증발을 유발하여 피부 건조 현상을 초래한다. 건성 피부가 비누로 세수를 하였을 경우 피부 당김의 느낌을 받는 이유이기도 하다.

우리나라에서는 대부분의 사람이 매일 샴푸로 머리를 감고 이런 습관을 당연시하고, 이런 습관이 '매우 중요한 탈모의 원인'이 될 수 있다는 점을 생각하지 않는다. 대부분의 주위 사람이 그렇게 써 왔고 자신도 그렇게 써 왔기 때문이다.

외국 사람들도 과연 매일 샴푸로 머리를 감을까? 결론부터 말하면 결코 그렇지 않다. 16개국을 조사한 결과 평균 이틀에 한 번, 프랑스 같은 경우는 3일에 한 번꼴로 샴푸를 사용한다고 한다. 프랑스 피부과 의사에게 매일 샴푸를 한다고 하면 깜짝 놀란다고 한다.

두피에서 나오는 피지 등 지나친 기름기나 외부 활동 중 묻은 오염 물질은 잘 씻어 주어야 한다. 물로만 제거가 되지 않는다. 비누 성분(계면활성제)을 불가피하게 사용할 수밖에 없다.

그러나 거품이 잘 나는 합성 계면활성제는 두피에 오래 접촉할 경우 매우 해롭고 탈모의 직접적인 원인이 된다.

합성 계면활성제가 함유되어 있는 샴푸 사용은 '최소화'하고 사용 후에는 최대한 깨끗이 씻어 내는 것이 상책이다. 샴푸를 과도하게 사용하게 되면, 유익한 미생물과 피지들도 필요 이상으로 손상될 것이다.

피지의 분비량은 개인마다 차이가 있다. 피지 분비량이 과다한 경우에는 이를 적당히 씻어 내야 하므로 피지 분비량이 적은 사람들에 비해 사용 횟수가 많아야 할 것이다. 불가피하게 사용하더라도 2~3일에 한 번 정도로 충분하지 않을까 생각한다.

탈모 방지용 샴푸가 과연 효과가 얼마나 있을까

탈모에 대한 마땅한 치료 약이 없는 상황이므로, 그 대안으로 탈모인들은 탈모에 도움이 된다는 샴푸 등 일상생활에서 사용하는 제품에 관심을 많이 갖게 된다. 이러한 현상은 우리나라만의 현상은 아니고, 이웃 나라인 일본이나 중국에서도 이런 현상은 오랫동안 지속되고 있다.

이쯤 되면, 과연 탈모 방지용 샴푸가 얼마나 효과가 있을 것인지에 대해 직접 실험은 못 해 보더라도, 한번 논리적이라도 곰곰이 생각해 볼 필요는 있다.

아무리 좋은 성분이 포함되어 있다고 하더라도 샴푸는 접촉 시간이 매우 짧을 수밖에 없다. 또한, 기본 성분이 비누 성분인 세정제이므로 대부분 그 자리에서 씻겨 나갈 것이므로 큰 효과를 기대하기 어려울 것이다.

반대로, 충분한 흡수를 위해 장시간 접촉 시에는 합성 계면활성제로 인하여 오히려 부작용이 훨씬 클 것이다.

대부분 합성 계면활성제인 샴푸에 탈모에 좋다는 성분을 약간씩 가미하여 자주 그리고 접촉 시간을 가급적 길게 하라고 완전 상업적 측면에서만 마케팅을 한다. 탈모가 가속화될 수밖에 없다. 매우 잘못된 습관과 방법이다.

따라서, 요즘 시중에 유행하는 것처럼 샴푸에 발모제를 함유하는 것은 매우 위험한 발상일 수밖에 없다.

샴푸의 기능은 두피를 청결하게 하는 기능에 그쳐야 한다. 탈모 치료용으로 사용할 성격 자체가 아니다. 그 자체가 합성 계면활성제 덩어리이기 때문이다.

탈모 치료를 위해서는 진피 속에 있는 모낭까지 성분이 흡수되어야 한다. 그러나, 샴푸는 좋은 성분만 두피를 통과하는 것이 아니라 탈모를 야기하는 합성 계면활성제 자체가 두피를 침투하는 성격이 있다.

따라서, 탈모에 유익한 물질은 샴푸와는 별개로 사용하여야 한다.

식약처도 2017년 탈모 방지 샴푸를 의약외품에서 기능성 화장품으로 전환하면서 "탈모 방지 샴푸는 모발 재생과 증진 효과가 없다."라고 했다.

짧은 시간 안에 완전히 효과를 볼 수 있다는 거짓말에 속지 말자

현재까지 탈모의 기전과 원인은 정확하게 밝혀져 있지 않다. 또한, 탈모 치료의 효과를 측정할 수 있는 산업계의 표준도 마련되어 있지 않다. 그만큼 측정할 수 있는 지표들도 매우 다양하고 '측정자의 주관적인 요소'가 많이 개입된다. 즉, 효과를 서로 비교 분석하기가 매우 어렵다.

한마디로 말해서 모발 이식을 제외하고는 얼마나 탈모 방지 및 치료에 도움이 되는지 대충 짐작할 수 있을 뿐, 그 효과를 객관적으로 평가할 표준화된 방법이 없다는 것이다.

이러한 약점을 악용하는 사례들이 주변에 많이 있다. 설령 임상 실험을 거쳤다고 하더라도, 그 용어가 주는 신뢰감으로 깜박 넘어갈 수 있지만 그 정확한 실상은 비슷하다. 즉, 실험 방법에 따라 결과가 천차만별일 수밖에 없고, 이 또한 주관적 요소가 많이 개입될 수밖에 없기 때문이다.

탈모의 원인에 따라 치료 효과도 다를 것이다. 정신적 스트레스나 약물 치료 과정 등 일시적인 원인에 의한 것은 그 원인이 사라지게 되면 빠르게 회복될 것이다.

그러나, 대부분의 원인을 차지하고 있는 유전형, 호르몬 등에 기인한 탈모는 상식적으로 생각해 보아도 그 근본적인 원인을 쉽게 치유할 수가 없다. 장기적인 관점에서 꾸준히 대응해 나갈 수밖에 없는 성질의 것이다.

탈모 치료는 비정상적인 탈모를 멈추게 하는 단계와 새로운 머리카락이 나오게 하는 단계로 구분할 수 있다.

탈모는 모낭이 계속적으로 수축(Miniaturization)하는 과정이다. 탈모의 진행 단계, 나이, 탈모 진행 후 경과 시간, 속도 등에 따라서 각 성분의 효과는 개인마다 다를 수밖에 없다.

기존 약품인 미녹시딜이나 프로페시아가 어느 정도 효과를 보이기 위해서는 일반적으로 약 6개월이 걸리는 것에 비추어 볼 때, 아무리 효과가 좋은 제품이라 하더라도 탈모 현상을 개선하는 효과를 얻기 위해서는 상당한 시간과 인내가 필요하다. 획기적인 의술이 개발되지 못한 현재로서는 적어도 그렇다.

따라서, 탈모 치료는 조기 발견과 조기 치료가 무엇보다 중요하다. 장기간 방치할 경우 되돌리기가 그만큼 어려워진다. 이른 시기에 치료하는 것이 훨씬 효과가 좋은 것으로 나타났다.

어떤 치료법을 선택할 때는 탈모에 도움이 되는지 여부와 관련한 '효과성'뿐만 아니라, 전체 건강을 해칠 수 있는 '독성 등 부작용'을 함께 고려하여야 한다.

극단적인 예로 탈모 부위에 머리카락이 무성하게 자라난다고 하더라도 그 치료법이 신체 건강을 해치는 방법이라면 이를 사용해서는 안 되는 것이다. 탈모는 치료되었는데 잘못된 치료법으로 인하여 시간이 얼마 경과한 이후에 심하면 죽을 수도 있는 것이다. 어떤 새로운 치료법에 대해 식품안전처의 승인을 받기 위해서는 오랜 기간 엄청난 비용과 시간이 소요되는 임상 실험에서 부작용이 없는지 검증을 받아야 한다.

따라서, 이러한 검증을 전혀 받지 않는 치료법은 잠재적 위험성이 그만큼 매우 큰 것이다. 소위 비법이라고 불리는 것들이다. 부작용이 당장 나타나는 것은 아니다. 이러한 부작용으로 인한 피해는 입증하기도 거의 불가능하여 피해를 배상받을 수도 없다. 이러한 점을 악용하는 사례도 꽤 있다고 생각한다.

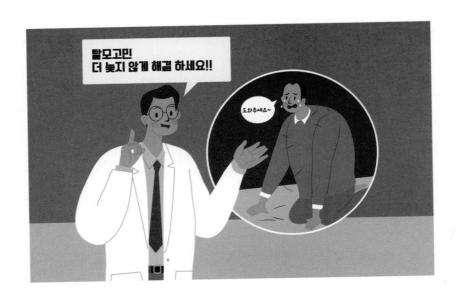

적극적인 탈모 치료에 앞서
탈모를 야기하는 생활 습관부터 줄여 보자

불과 수십 년 전만 하더라도 탈모 현상에 대한 고민이 지금과 같지 않았다. 그 이유는 탈모 현상은 비슷한데 사람들이 탈모 현상에 대해 과거보다 현재 더 민감하게 반응하는 것일 수도 있지만, 실제로 탈모가 과거보다 더 빈번하게 발생한 것일 수도 있다. 후자일 가능성이 클 것이다.

건강보험공단 통계에 따르면, 탈모 치료를 받는 인구도 꾸준히 증가하고 있다. 2001년 10만 명 수준이었던 것이 2008년에는 약 60% 증가한 16만 명 수준이 되었고 최근에는 약 24만 명까지 증가하였다.

이렇게 탈모 인구가 꾸준히 증가하는 데는 다양한 원인이 있을 것이다.

탈모 치료를 적극적으로 나서기에 앞서 탈모를 야기하는 작은 생활 습관부터 하나하나 고쳐 나가는 것이 우선일 것이다. 탈모는 노화 현상이기도 하고 계속 진행형이므로 장기적이고 꾸준한 대처가 필요하기 때문이다.

탈모를 야기하는 것들은 탈모뿐만 아니라 대부분 전체적인 신체 건강과도 직접적 또는 간접적으로 연관이 되어 있으므로, 전반적인 건강도 함께 챙길 수 있는 일석이조의 방법이 될 것이다.

탈모 원인의 하나가 비만과 관련이 있으므로 식습관과 관련해서는 너무 지방이 많은 음식을 피하는 것이 좋겠다.

자외선은 두피와 탈모에 매우 나쁜 영향을 미치므로 햇빛을 직접 받지 않도록 해야 한다. 야외 활동 시에는 모자를 쓰는 습관을 갖고 필요하다면 두피에도 산란형 자외선 차단제를 활용하는 것도 방법이다.

효과가 과학적으로 검증되지 않는 탈모 치료법에 대해서는 이를 피하는 것이 상책이다. 충분한 검증을 받은 제품을 활용하는 자세가 필요하다. 검증되지 않은 제품이나 방법들을 사용하다가 오히려 탈모를 더욱 악화시킬 가능성도 있고, 발모에는 도움이 되지만 전체 건강을 해치는 방법일 수도 있기 때문이다.

가르마도 가끔씩 바꿔 기분 전환을 해 보자

요즘 나이가 50대 후반이다 보니 몇 년 전부터 머리카락 숫자가 조금씩 줄더니 정수리 쪽 가르마 부근은 좀 휑한 느낌이고 주위에서도 그런 말을 하는 경우가 있다.

20, 30대에는 유난히 머리카락이 많았던 터라 탈모만은 적어도 걱정이 없겠다고 생각했는데, 은근히 신경이 쓰이기 시작한다.

여성 탈모의 특징 중 하나가 가르마를 중심으로 머리가 성글어 보이는 것이다. 왜 가르마를 중심으로 탈모가 더 진행되는 것일까 생각해 보면, 금방 이해는 간다.

계속해서 똑같은 가르마를 하고 있으면, 아무래도 그 부분은 머리카락의 보호막에 벗어나 있어 자외선에도 더 노출될 것이고, 오염 물질 등에도 조금이라도 더 노출될 것이다.

짧은 시간이야 크게 영향을 받지 않겠지만, 가랑비에 옷 젖듯이 장기간 영향을 받으면 아무래도 그 누적 효과가 나타날 수밖에 없을 것이다.

이발을 하면 기분이 전환될 때가 있다. 마찬가지로, 가끔씩 가르마 방향을 한 번씩 바꾸거나 방향까지는 아니더라도 살짝 옆으로라도 바꾸어도 좋을 것이다. 아니면, 이번 기회에 좀 멋지게 헤어스타일을 변신하여 가르마가 없는 형태를 취해 보는 것도 하나의 탈모 예방법이 될 수도 있겠다.

이런 얘기는 탈모가 심한 사람에게는 한가한 소리로 들릴 것이다. 점점 정수리 부분 머리카락이 빠지다 보면 저절로 가르마가 밑 쪽으로 이동하는 경우가 많기 때문이다. 이런 경우에는 기분 전환용이 아니라 반강제적으로 가르마가 이동하는 경우일 것이다.

두피를 건강하게 하고 혈액 흐름을 좋게 하는 간단한 방법들

모든 일이 그렇듯이 특히 건강과 관련해서는 균형과 항상성이 매우 중요하다. 동양적 용어로 표현하자면 중용(中庸)이라는 용어가 이에 해당할 것이다. 말과 표현이 쉽지 이를 판단하고 실천하는 것은 매우 어려운 일이다.

두피의 경우 피지를 예로 들어 보자. 너무 많아도 탈모의 원인이 되고, 너무 과하게 씻어 내도 탈모의 원인이 된다. 적당하게 유지되어야 건강한 두피가 되고 건강한 머리카락이 자랄 수 있다.

세정 기능의 유익성에도 불구하고 합성 계면활성제가 두피 건강에 매우 해롭다는 것에 대해서는 앞서 충분히 언급했다. 그 대안으로 현재처럼 너무 자주 사용할 필요까지는 없다는 점과 천연 계면활성제를 활용하는 것도 언급했다.

피부도 숨을 쉬듯이 피부 조직에 속하는 두피도 숨을 쉬어야 한다. 과도한 피지를 제거하고 혈액 순환을 잘되게 하기 위해 따뜻한 수건으로 두피를 10분 정도 감싸 주어 오염 물질들과 각질, 과도한 피지를 제거하고 혈액 순환이 잘될 수 있도록 하는 것도 하나의 합성 계면활성제에 대한 대안이 될 것이다.

탈모 치료 약을 바를 때도 찜질을 한 후에 충분히 말려 준 다음 사용한다면 흡수가 잘되어 더욱 효과가 있다.

두피에 열이 있는 것은 좋지 않다는 점에 대해서는 누구나 공감할 수 있다. 그러나, 이를 너무 확대 해석할 필요는 없을 것이다. 심지어 어떤 의사는 머리를 감을 때 절대 따뜻한 물로 하면 안 된다고 한다. 드라이기도 사용하지 말라고 한다. 지나친 오버라고 생각된다. 그 정도에 빠질 머리카락이면 가만히 있어도 결국 빠지고 말 것이다.

탈모에 대응하는 것은 장기적 관점에서 접근해야 한다. 경제적, 신체적, 정신적으로 지나치게 부담이 되어서는 안 된다고 생각한다. 그래야 지속 가능하고 하루 이틀 하다 그칠 성질이 아니기 때문이다.

극단적 방법이 필요한 아주 특별한 예외적으로 심한 경우를 제외하고는 방법 자체가 지나쳐서 스트레스를 야기할 수준이 되면 그것은 지속 가능하지 않다.

일과 중에 5분 정도씩 탈모 부위를 중심으로 손가락으로 꾹꾹 눌러 지압을 해 주거나 두드리거나 문질러서 마사지를 해 주면 두피의 혈액 순환에 도움을 줄 뿐만 아니라 피로 회복에도 도움을 줄 것이다. 탈모 치료 약을 바른 직후에 이렇게 하면, 약이 두피 깊숙이 스며드는 효과가 있다고 한다.

두피에 자극을 줄 수 있는 간편하면서도 다양한 도구를 사용해도 좋을 것이다. 도구 중에서는 이쑤시개와 같이 너무 뾰족한 것은 오히려 두피와 모낭에 상처나 염증을 야기할 수 있으므로 삼가는 것이 좋다. 도구가 없을 경우에는 손가락이나 손바닥으로도 충분하다고 생각된다.

얼마 전 어느 유튜브에서 나이 지긋한 탈모 전문의가 탈모는 혈액 흐름과 전혀 상관이 없다는 말을 하는 것을 보았다. 정말 깜짝 놀랄 내용이다. 가장 널리 사용되고 있는 미녹시딜이 두피의 혈액 흐름을 좋게 하는 약인 사실을 잊은 듯한 태연하고도 권위 있는 모습이었다.

아마 미녹시딜이 모유두에 영향을 미치고 모유두의 신호 기능이 모발 생성에 도움이 된다는 한 연구 결과를 오해한 듯하다. 어떤 경로를 거치든 미녹시딜은 혈관 확장제일 뿐이다.

여기서 우리가 인정하여야 할 불편한 진실이 있다. 대부분의 의과 대학에서도 학생들에게 모낭이나 모발에 대해 집중적으로 가르치지 않았고 체계적인 연구 자체도 많이 부족하다. 즉, 의과 대학에 피부과는 있어도 모발의학과는 없다.

수요에 비해 이를 연구하고 공부한 전문가가 부족한 만큼 당사자들은 대부분 Social Media, 인터넷, 가족, 친구, 직장 동료 등 비전문가들로부터 잘못된 정보를 받는 경우가 많다는 것이다.

이러한 점을 악용하여 오직 마케팅의 힘만으로 수많은 탈모 관련 제품이 출시되고 있는 것도 사실이다.

여기에 일부 전문가라고 불리는 사람들도 편승하는 경향이 있다. 공부를 열심히 하는 전문가가 대부분이겠지만, 공부를 조금은 덜 하는 전문가들도 꽤 있다고 생각한다.

현재의 수요 상황 및 향후 전망 등을 감안할 때, 의과 대학에 '모발의학과'를 신설하는 것도 하나의 방안이 될 수 있을 것이다.

샴푸는 언제 하는 것이 좋은가

샴푸를 아침에 하는 것이 좋은가, 저녁에 하는 것이 좋은가와 연관될 수 있다. 참고로, 탈모 치료의 권위자인 서울대 의대 모 교수는 잠자기 전 샴푸를 하여 밖에서 묻은 오염 물질을 씻어 내고, 아침에는 물로만 머리 모양을 잡는다고 한다.

그 이유는 낮에 활동하는 동안 두피에 묻은 오염 물질들을 씻어 내고 잠자리에 들고, 저녁 사이에 두피에 오염 물질이 묻을 일이 없으니 아침에는 물로만 머리카락 모양을 잡으면 된다는 것이다. 오염 물질과의 접촉 시간을 줄이는 좋은 방법이다.

우리가 샤워를 언제 할 것인지와도 그대로 연관되는 문제라고 생각된다. 저녁에 하는 것이 더 좋을 것이다. 각자의 취향과 선호는 별개의 문제이다.

탈모 분야에 관심을 많이 갖고 있다 보니 관련 내용이 나오면 유심히 살펴보게 된다.

얼마 전 유튜브에서 어느 한의사 한 분이 나와서 반드시 지켜야 할 몇 가지를 얘기하는 와중에 샴푸는 반드시 저녁에 해야 한다고 강조하면서 이것을 안 지키면 큰일 날 것처럼 표현하는 것을 보았다.

탈모의 결정적 변수가 되거나 큰일이 날 정도는 아닌 것 같다. 가르마도 마찬가지이다. 이왕이면 탈모에 도움이 되는 쪽으로 하자는 정도의 취지로 이해하였으면 한다.

공부 못하는 학생이 밑줄은 열심히 많이 긋는데, 전부 중요하지 않은 곳에 긋는 것과 비슷하다. 그것들도 교과서에 있는 내용이긴 하다.

밤 10시부터 새벽 2시 사이는 피부가 스트레스, 자외선 등 외부 환경의 영향을 받지 않고 편안하게 휴식을 취하는 시간이며, 수면 중 피부는 피지 분비가 적기 때문에 상대적으로 높은 흡수율을 보인다.

이러한 특성들을 잘 활용해서, 비싼 성분의 탈모 치료 약이 있거든 저녁에 두피를 깨끗이 씻어 낸 후, 치료 약을 바르는 것도 좋은 방법일 것이다.

린스는 가급적 두피에 닿지 않도록 사용해야 한다

샴푸를 하고 나서 린스를 하면 머릿결이 부드러워지는 것을 금방 느낄 수 있다. 어렸을 적 린스를 처음 접했을 때는 '정말 이런 좋은 제품이 있나?' 하는 생각마저 들었던 기억이 있다.

그러나, 린스는 영양제가 아니다. 머리카락을 일시적으로 합성 세라믹으로 코팅을 해 주는 것이다. 그래서, 머리카락이 부드럽게 느껴지고 윤기 나게도 보이는 것이다.

그런데, 린스를 하고 나서 헹구기 위해서 물을 아무리 뿌려도 미끈미끈한 느낌이 쉽게 지워지지 않는다. 다 헹궈진 건지 잘 구분이 되지 않는다.

린스 성분이 머리카락을 부드럽게 하고 윤기 나게 하는 것은 나름 좋은 기능인 것이다. 그런데, 이런 린스 성분이 두피에 닿으면 어떨까? 결론적으로 말하면 매우 좋지 않다는 것이다. 두피를 합성 세라믹으로 코팅해 버리는 효과가 나타날 것이다. 왜 안 좋은지는 굳이 설명하지 않아도 될 것 같다.

따라서, 린스를 사용할 경우에는 머리카락 위주로 사용하고 두피는 닿지 않게 하는 것이 좋다. 린스는 머리카락용이지 두피용이 아니기 때문이다.

긍정 마인드의 중요성

스트레스가 탈모의 작은 한 원인이 될 수 있음을 언급했다. 따라서, 긍정적 사고방식은 탈모뿐만 아니라 여러모로 도움이 될 수 있을 것이다.

그러나, 여기서는 좀 더 다른 측면에서 긍정의 마인드를 생각해 보고자 한다.

인간을 대상으로 어떤 탈모 치료 약이 효과가 있는지를 실험할 때, 진짜 치료 약을 투여하는 '실험 집단'과 가짜 약을 투여하는 '통제 집단' 둘로 나누어 비교를 하게 된다.

이때 사용하는 방법이 맹검법이라는 것이다. 진짜 약인지 가짜 약인지 구분을 하지 못하도록 하는 것이다.

왜 이런 방법을 써야 하는지 의문이 들 것이다. 왜냐하면, 공개한다한들 효과가 있는 것들은 효과를 낼 것이고, 가짜 약들은 효과가 없을 것이기 때문에 굳이 구분을 하지 못하도록 복잡한 절차를 만들 이유가 없을 것도 같기 때문이다.

두 가지 이유이다. 첫째는 효과에 대한 평가가 설문법 등 주관적인 측면이 매우 강하기 때문이다. 가짜 약인 사실을 알려 준 상황에서 가짜 약을 투여한 사람에게 치료 후 질문을 했는데 효과가 좋았다고 대답하면, 완전 이상한 사람이 되는 길밖에 없다. 진짜 약을 투여한 사람도 비슷하다.

또 다른 중요한 것은 약이 효과가 있을 것이라고 강하게 확신하는 사람에게는 설령 가짜 약을 투입한 경우에도 효과가 나타날 수 있다는 것이고, 부정적 두려움을 갖는 사람에게는 가짜 약을 투입하였음에도 진짜 약의 부작용인 간지러움 증상과 심장의 두근거림 현상이 나타난다는 것이다. 어떻게 이런 현상이 발생하는지는 알 수 없다.

탈모 치료를 위해 자신이 어떤 치료제를 선택했으면, 이것이 반드시 효과가 있을 것이라고 생각하는 것이 필요하다. 그러기 위해서는 그 치료법에 대해서 확신과 믿음이 있어야 한다. 긍정의 마인드를 위해서라도 탈모에 대한 기초 지식이 필요한 것이다.

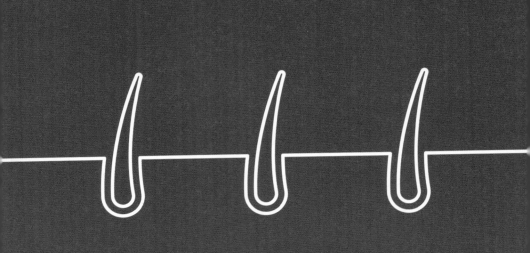

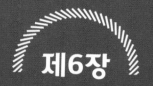

제6장

탈모에 좋은
식물들

탈모 시장의 현주소

소득 수준이 높아질수록 탈모 치료에 대한 수요도 증가하게 된다. 일본은 이미 우리나라보다 탈모 시장이 10배나 크다고도 한다.

이와 같이 탈모 치료에 대한 수요는 이미 상당하고 앞으로도 더욱 커질 것이 분명함에도 불구하고, 이를 만족시킬 만한 치료제 공급이 부족한 것이 현실이다.

한마디로 요약하면, '공급 부족 상황'이다. 수요자의 욕구를 제대로 충족해 줄 수 있는 제품을 공급하여 주지 못하고 있는 것이다. 시간이 지날수록 당분간 그 괴리는 더욱 커져 갈 것이다.

연령별로 탈모에 대한 반응을 보면, 중장년층은 상대적으로 치료에 소극적인 반면, 여러 자료에 따르면, 20~30대는 적극적으로 지갑을 여는 행태를 보여 주고 있다. 20대 여성, 30대 여성, 20대 남성 순이다.

최근 젊은 층은 발모제가 아니라 간편한 육모제나 발모 효과가 있다는 샴푸 등을 찾는 경향이 크다고 한다. 이는 탈모에 관심이 많으면서도 이를 질병으로 여기지 않는 인식과도 어느 정도는 관련이 있을 것이다.

제품별로는 샴푸나 린스 시장이 가장 크다. 이러한 현상은 우리나라뿐만 아니라 일본, 중국의 공통적인 현상이다. 샴푸나 린스가 탈모에 얼마나 도움을 줄 수 있을지 의문이다.

신체 자산이라는 용어가 등장했다. 자기 자신의 몸을 잘 가꾸는 것이 무엇보다 중요하다는 것이다. 머리카락도 중요한 신체 자산에 속한다. 머리카락 부자라는 말이 나올 정도이다.

코로나19 이후 이러한 성향이 더욱 강해졌다고 한다. 요즘은 화장품이나 샴푸의 성분에 대한 관심이 많이 커지면서, 한약재나 천연 성분을 활용한 제품들이 주목을 받고 있다. 탈모 분야에서도 미래의 키워드 중 하나가 'Green'이 되고 있다.

중국 소비자들은 특히 한약 성분이 들어가는 제품을 선호한다고 한다.

식물에서 대안을 찾으려는 노력들

탈모 치료 분야에서 상대적으로 부작용 등이 적으면서도 탈모 치료에 도움이 되는 것으로 널리 인식된 천연 식물이나 그 추출물이 대안으로 관심을 많이 받고 있다.

대표적인 것이 탈모에 좋다는 샴푸들이다. 각종 식물이 함유되어 있음을 강조하고, 그 식물이 탈모에 매우 효과적이라고 광고를 한다.

탈모와 머릿결 관리를 위하여 과거부터 각 나라의 특유한 약용 식물들을 이용하여 대처해 왔다. 이것은 대부분의 지역에 있는 전통이기도 하다.

우리나라도 대표적인 것이 단옷날 창포물로 머리를 감는 풍습이다. 창포는 주로 우리나라에서 호수나 연못가 습지에서 자생하는 다년생 식물이다.

특히, 교육 수준과 소득이 높을수록 기존 부작용은 큰 반면 중단 시 탈모가 다시 진행되는 등 일시적인 효과밖에 없는 기존의 화학 약품에 의존하기보다는 식물성 대안에 대한 관심이 높고, 자연적 특성으로 인하여 환자의 수용성(Patient Compliance)이 매우 높은 것으로 조사되었다.

그러나, 이 식물들에 대한 과학적인 검증과 연구는 최근 2000년대 들어서야 본격적으로 시작되었다.

연구 실험 결과를 보면, 위의 두 가지 화학 약품에 비해 부작용은 상대적으로 적으면서도 효과는 오히려 좋은 식물 추출물들이 발견되기도 하였다.

최근의 연구 결과들을 살펴보면, 톱야자(Saw Palmetto)와 녹차(Green Tea)의 효과를 검증하기 위한 연구 논문이 가장 많다는 특징이 있다.

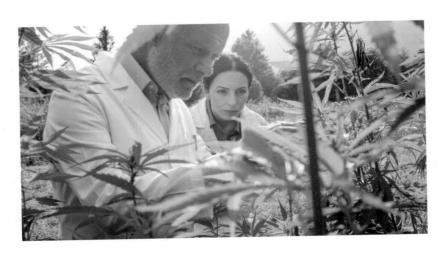

172

탈모에도 과학적 근거가 있는 식물들을 활용해야 한다

탈모 분야 이외의 일반 의약 산업에서도 약용 식물(Medical Plants)들이 원재료의 원천(Resource)으로 널리 활용되고 있다.

미국 FDA의 승인을 받은 약품 중 약 49%가 식물이나 그 추출물에 기원을 두고 있는 것으로 조사되었다. 그만큼 각종 식물이 인간의 각종 질병 치료와 밀접한 관련을 갖고 있는 것이다.

특히 탈모와 관련하여 최근 20년간 식물에 대한 연구가 활발한 것은 기존의 치료 약인 미녹시딜이나 프로페시아가 효과는 신통치 못한 반면, 부작용은 상대적으로 크게 나타났기 때문일 것이다.

우리나라의 창포라는 식물처럼, 사실 그동안 각 나라에서 다양하게 활용되는 식물들은 전통적인 측면이 강하고, 어떠한 과학적 근거를 기반으로 하는 것은 아니었다.

자연 식물이라 하더라도 독성(Toxicity) 등 부작용이 있을 수 있다.

따라서 과학적, 이론적 검증이 안 된 식물들은 아무리 효과성이 크다고 주장되고 있어도 탈모 치료용으로 사용하는 것은 무리가 있다.

안전성과 효과성에 대한 검증을 거친 식물을 사용하여야 할 것이다. 그동안의 연구 노력으로 이러한 식물들이 다수의 연구 논문에 나타나고 있다.

즉, 일반인들이 식용이나 탈모 치료용으로 오랫동안 널리 사용하여 안전성 등이 경험적으로 충분히 검증되었을 뿐만 아니라, 실험 등을 거쳐 효과에 대한 과학적 검증까지 마친 식물들을 몇 개 소개하려고 한다. 그럼에도 불구하고, 혹시 모를 안전성 등을 고려하여 '식용 식물'로만 선정하였다.

화학 약품과 달리 장기 사용에 따른 약효의 저하나 부작용 등도 염려할 필요가 없다. 그만큼 심리적 저항감이나 부담 없이 시도해 볼 수 있다.

식물을 바탕으로 한 치료와 관련하여 가장 오랜 전통을 갖고 있는 나라는 중국의 한약과 인도의 아유르베다(Ayurveda)이다.

※ 아유르베다(Ayurveda)

아유르베다는 고대 인도의 대체 의학 체계이다. 중국의 전통 의학인 한약이 한국과 일본 쪽으로 전파되어 영향을 미친 것처럼, 인도를 중심으로 파키스탄, 네팔, 스리랑카 등 주변 국가들에 많은 영향을 미치고 있을 뿐만 아니라 티베트, 말레이시아, 태국 등에서도 많이 활용되고 있다. 4,000년 정도의 역사를 가진 전통 의학이다.

아유르베다에서도 항상성과 균형을 강조한다. 질병은 인체 기본 요소의 불균형으로 인해 발생한다고 보고 있다.

아유르베다는 질병의 예방과 치료, 건강과 장수의 방법으로 요가와 자연 식이 요법, 오일 마사지, 약물 요법 등을 처방하는 총체적인 의학 체계로 오늘날 인도에서는 100개가 넘는 5년제 대학에서 이에 대한 교육과 연구가 이루어지고 있다고 한다.

현재 아유르베다는 요가, 아로마 등과 함께 서방 등 여타 지역에서도 많은 인기를 얻고 있다.

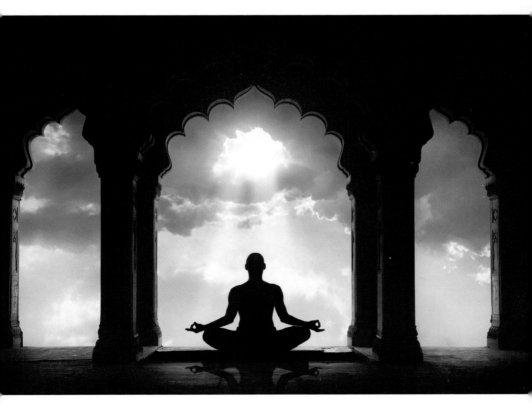

특정 식물로 약을 만들지 못하는 이유

예를 들어 생각을 해 보자. A라는 식물을 연구해 보니 탈모에 엄청난 효과가 있다는 것을 발견하였다. 기존의 치료 약인 미녹시딜이나 프로페시아와도 비교할 수 없을 정도로 효과가 뛰어났다.

甲 제약 회사는 이러한 발견을 기초로 A 식물을 기반으로 약을 제조하기로 결정을 하였다. 원료가 되는 A 식물의 충분한 양을 확보하기 위해 여러 지역에서 구입했다. 문제는 여기서부터 시작된다. A 식물이 매입한 지역마다 성분들이 모두 제각각이다.

구입한 A 식물을 여러 식물 추출 방법을 통하여 추출하고 농축을 하였다. 여기서 또 문제가 발생한다. 가급적 비슷한 성분이 되도록 생산지, 생산 시기 등이 똑같은 A 식물에서 추출을 하였음에도 불구하고 추출 방법상의 미세한 차이로 인하여 또다시 성분이 다 달라져 버리는 것이다.

위와 같이 어떤 한 식물 전체 성분을 활용하여 약으로 만들기에는 '표준화(Standardization)'라는 엄청난 장벽이 있는 것이다.

표준화가 되어야 많은 비용을 들여 임상 실험도 하고 그 자료를 근거로 약품 허가를 받을 수 있다. 만약, 표준화가 안 되면 도대체 몇 번의 허가를 받아야 할지 알 수가 없다. 승산이 전혀 없어져 버린다.

한 식물에도 이름도 외우기 힘든 너무나 많은 성분이 분포되어 있고,

식물들은 재배 지역의 온도, 토양, 채취 시기 등에 따라 같은 종이라 하더라도 성분들이 제각각이다. 이름만 같은 식물일 뿐, 실질적인 성분은 완전히 다른 식물인 것이다. 같은 성분을 갖는 식물이라도 추출법에 따라 추출된 성분이 달라진다.

위와 같이 식물은 표준화와는 정반대의 특성들만 가진 듯하다. 다양성이라고 표현해야 할 것 같다.

따라서, 식물로 약품을 만들기 위해서는 허가에 필요한 표준화를 위하여 특정 성분만 추출하게 된다. 그런데, A 식물이 탈모에 엄청난 효과가 있다는 것까지는 발견했는데, 어떤 물질이 어떤 경로를 통해 탈모에 도움이 되는지는 알기가 무척 어렵다.

甲 제약 회사는 울며 겨자 먹기 식으로 효과의 일정 부분은 포기하고 몇 가지 물질만 추출하여 표준화를 하려고 마음먹었다. 그런데, 특정 성분만 추출하는 것이 전체를 활용하는 것보다 오히려 더 어렵고 비용도 훨씬 많이 소요된다는 사실과 효과가 식물 전체의 성분을 활용했을 때보다 훨씬 못하다는 것을 발견하고 그만 의약품화를 하는 것을 포기하고 말았다.

사실, 어떤 식물의 치료 효과는 여러 물질의 복합적인 작용(상호 작용)으로 인하여 나타난 결과일 가능성이 크다. 이와 같이 좋은 식물을 발견하고도 이를 약으로 만드는 것과 당국의 허가를 받는 것은 또 다른 차원의 문제인 것이다 여기서 강조하고자 하는 것은 어떤 식물이 탈모에 매우 좋은 효과가 있음이 과학적으로 검증된 것과 의약품화가 되는 것은 완전 별개의 차원이라는 것이다. A 식물의 경우, 효과성은 검증되었으나, 의약품화는 거의 불가능한 것이다.

우리는 이런 상황을 이제 모두 알게 되었다. 그렇다면, A 식물을 탈모 치료용으로 사용하는 것이 좋은지 아니면 포기해야 하는지 선택해야 한다. 단연코 전자일 것이다. 우리는 A 식물이 매우 효과가 좋다는 것을 알고 있다고 가정했기 때문이다.

아무튼, 우리는 A 식물이 비록 약제화라는 공식 인정은 받지 못했지만, A 식물의 성분들이 기존 화학 약품인 프로페시아나 미녹시딜보다 훨씬 월 등한 탈모 치료 효과가 있다는 진실을 알게 되었고 활용할 수 있게 되었다.

식물도 환경이 성분을 좌우한다

어느 날 오후, '식물 추출 방법들에 대한 궁금증'에 관한 자문을 받기 위해 지방에 있는 모 연구소를 방문하여 몇 분의 박사님과 많은 대화를 나눈 후, 마데카솔의 원료가 되는 '병풀'이라는 식물이 탈모 치료에 많은 도움을 줄 것이라고 떠날 때까지 따라오시면서 귀띔을 해 주셨던 한 박사님에게 추가적으로 물어볼 것들이 있어 통화를 했다.

병풀들에 관한 여러 연구 논문을 찾아 읽어 보니, 모든 병을 고친다고 해서 얻어진 이름 '병풀'과 호랑이가 사냥 중 상처가 나면 병풀 군락지에서 뒹굴어 상처를 낫게 했다고 해서 붙여진 호랑이풀의 이름에 걸맞게 모세 혈관 생성, 염증 억제, 콜라겐 합성, 노화 방지 등 피부(모낭도 피부 조직임)에 엄청난 효과들이 검증되어 있었다.

약효가 좋은 병풀 원료를 어떻게 하면 확보할 수 있는지를 알아보다가 우리나라는 야생에서 자라는 병풀의 양은 많지 않다는 것을 알 수 있었다. 그러나, 소득 작물로 보급되어 온실 재배와 수경 재배까지 성공하여 우리나라에서도 생산량은 꽤 되고 수출까지 하고 있었다.

식물은 추출법에 따라서도 성분의 차이가 많이 나지만, 수많은 식물 관련 연구 논문을 보면, 생산 지역의 기후와 재배 방법에 따라서도 성분의 차이가 많이 나지 않느냐고 물어보았다.

요즘 온실 재배와 수경 재배 등으로 생산성을 많이 높이고 맛도 좋은 식물들이 농가 소득을 높이기 위해 많이 보급되어 있지만, 분명 성분은 차이가 있다는 것이다. 식용은 보기도 좋고 맛도 좋아지는 등 오히려 소비자 선호도가 높아지지만, 약용은 약성이 많이 떨어진다는 것이다.

즉, 온실이나 수경 등 너무 좋은 조건을 갖춘 상태에서 자란 식물들은 약성이 매우 약해지기 때문에 좋은 약 성분을 높이기 위해 가혹한 조건들을 일부러 가해 주기도 하지만 한계가 있다는 것이다. 마치 산삼과 장

뇌삼, 인삼의 차이와 비슷하다는 느낌이다.

식용은 보관과 유통에 따른 문제 등으로 바로 채취하여 사용할 수 있는 국내산이 수입산보다 훨씬 좋을 것이다. 그러나, 약용은 그 식물이 자라나는 기후, 토양 등이 약성을 크게 좌우하게 된다. 자연조건에서도 잘 자라나는 지역의 것을 사용해야 하는 이유이다.

이와 같이, 인간의 질병을 치료하기 위한 용도의 경우에는 우리 농산물 애용을 강조할 수는 없을 것이다. 목적을 달성하기 어려워지기 때문이다.

아무튼, 우리 인간도 살다 보면 탈모뿐만 아니라 여러 당황스러운 상황에 처하는 경우가 있다. 식물에 비유하자면 비바람 등 악조건에 해당할 것이다.

당장은 어렵고 힘들겠지만 이를 지혜롭게 잘 대처하다 보면, 인간으로서 꼭 필요한 내면적인 좋은 약 성분을 함유할 수 있는 기회도 되지 않을까 조심스럽게 생각해 본다.

식물 추출법이 왜 그토록 중요한 것일까

식물의 여러 성분 전반을 추출(Extraction)한 이후 특정 성분을 분리(Isolation)하는 과정이 있을 수 있다.

식물 추출법을 통해 얻고자 하는 유효한 성분은 결국 식물의 맛과 색 뿐만 아니라 약효를 결정하는 폴리페놀(Polyphenol)의 일종인 플라보노이드(Flavonoid)라고 불리는 성분이다. 그러나, 플라보노이드 범주 내에서도 각각 매우 다양한 화학적 특징을 갖고 있다.

식물 추출 방법은 전통적인 방법부터 새로운 기술들을 활용한 방법까지 매우 다양하고, 같은 추출 방법 안에서도 온도, 시간, 용매, 용제, 압력 등 매우 다양한 변수가 작용하므로, 똑같은 원재료라고 하더라도 식물 추출 방법 및 처리 공정의 선택에 따라 성분의 효과는 천차만별이다.

우리는 생활 중 식물을 탈모 등 건강을 위해 의식적, 무의식적으로 활용하는 경우가 많이 있다. 추출 방법에 따라 성분이 많이 달라지므로 추출 방법은 매우 중요하다.

간단한 원리를 알아 두면 식물을 활용하거나 식물 제품을 선택할 때 유용할 것이다.

예컨대, 지용성 성분은 물로 아무리 끓여도 추출하기가 어렵다. 그러므로 이때는 소주 성분인 에탄올이나 아세톤, 클로로포름 등 유기 용매를 이용해야 한다. 또한, 열에 약한 지용성 성분을 물에 끓여 추출하려면 그 성분이 파괴되고 엉뚱한 성분들만 나올 것이다.

특히, 추출하려는 약효 성분이 얼마나 열에 강한 성질을 갖고 있는지가 매우 중요하다, 충분한 약효를 갖는 식물성 성분을 추출하기 위해서는 가급적 분자량의 변화를 초래할 수 있는 60도 이상의 열을 가하지 말아야 한다.

여러 연구 결과에 따르면, 식물의 주요 성분인 폴리페놀을 온전한 형태로 추출하기 위한 가장 최적의 추출 온도는 40~60도인 것으로 밝혀져 있다.

여기서는 원재료의 특성 등을 감안하여 함유 성분의 약효를 그대로 유지할 수 있는 방법이자 식용, 화장품, 의약품 물질 추출 방법으로 적합하면서 가장 최신 기술 중 하나라고 할 수 있는 초임계 유동 추출법(Supercritical Fluid Extraction, SFE)만을 설명해 본다.

SFE 추출법은 Coffee Beans와 Hops의 추출법으로도 잘 알려져 있는 여러 형태의 원재료에 적용할 수 있는 친환경 추출 기술법이다.

짧은 시간에 높은 산출을 할 수 있다는 장점과 온도와 압력을 조절함으로써 점도를 조절할 수 있고, 열에 약하거나 쉽게 산화될 수 있는 유효한 플라보노이드까지 추출할 수 있는 장점이 있는 방법이다.

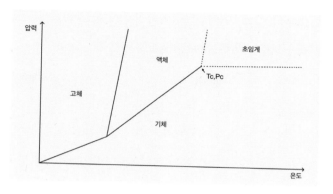

임계 유동 물질은 온도나 압력을 임계점(Critical Point)보다 높이게 되면 초임계(Supercritical) 상태가 된다.

임계 유동 물질로 이산화탄소(CO_2)를 주로 이용한다. 낮은 온도(31도)와 낮은 압력(75bar)의 임계점의 특성을 가질 뿐만 아니라, 비활성, 비독성, 비가연성, 비폭발성, 환경 친화성 등의 장점이 있고, 다른 추출법에서 필요한 용제의 제거 작업이 필요 없다는 장점이 있기 때문이다.

장비의 기본적인 구성과 원리는 아래 그림과 같다.

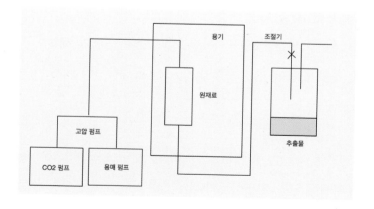

몇 가지 변수가 있다. 임계 유동 물질의 온도와 압력, 추출 시간, 용매(Solvent)의 타입과 양, 유동률(Flow Rate) 등이다.

용매로는 보통 이산화탄소를 사용하는데, 이산화탄소의 낮은 극성(Law Polality) 특성으로 인하여 극성이 있는 성분들을 놓칠 수 있으므로, 이를 보완하기 위하여 극성이 있는 에탄올을 병행해서 사용한다.

추출 효율을 높이기 위해서는 원재료의 분자 크기가 작을수록 좋다. 예컨대, 콩 그 상태보다는 콩가루가 훨씬 유리한 것이다. 또한, 용매(Solutes)와 용제(Sovents)의 극성(Polality)이 같을수록 추출이 용이할 것이다.

같은 추출 방법에서도 수많은 변수가 작용함을 알 수 있다. 이러한 변수들의 변화에 따라서 추출되는 성분이 다 달라지는 것이다.

녹차(Green Tea)

녹차에는 커피만큼의 카페인양이 함유되어 있다. 커피의 카페인은 각성 효과가 빠른 반면, 녹차는 천천히 흡수되며 그 생리 작용도 훨씬 부드럽다. 녹차에 들어 있는 카테킨(Catechin)과 테아닌(Theanine)이 속도를 늦추기 때문이다.

카페인은 5AR 효소의 활동을 억제하고, 모낭의 성장을 의미 있게 자극하는 특성이 있을 뿐만 아니라 피부 흡수력이 매우 우수한 물질이다.

녹차는 강한 항산화, 항염 작용, 지방 감소 및 대사 작용을 하는 것으로 잘 알려져 있다. 심장병 및 치매 예방과 항암 효과도 있다고 한다. 중국 사람들이 돼지고기 등 매우 기름진 음식을 많이 먹으면서도 녹차를 거의 하루 종일 마시기 때문에 먹는 지방에 비해 비만이 많지 않다는 말까지 나오고 있다.

한 임상 실험에서는 10명의 참가자 중 80%가 24주간의 녹차 추출물 등 혼합물 치료를 통하여 모발 성장이 현저히 증가했다고 한다.

한편, 녹차는 두피의 단백질 수준을 유지하게 하고, 적정한 수분과 영양을 공급하고, 폴리페놀의 일종인 'EGCG(Epigallocatechin-3-Gallate)'라는 물질이 들어 있다.

한 연구 결과(참고 문헌 3)에 따르면, 프로페시아와 동등 수준의 5AR 효소의 활동을 억제하는 효과가 있으며, 모유두 세포를 활성화시킴으로써 모발 성장을 촉진하는 것으로 밝혀졌다.

서울대학교 연구진의 실제 사람 모낭을 대상으로 한 EGCG의 모유두에 대한 실험에서도 매우 효과가 좋은 것으로 밝혀졌다(참고 문헌 7).

EGCG는 모낭을 자극하고 두피와 세포의 손상을 막아 줌으로써 모발 성장에 도움을 주는 것으로 추정되고 있다.

EGCG는 카테킨(Catechin)으로 알려진 플라보노이드(Flavonoid) 일종으로, 항산화 작용이 뛰어나 비듬 등 두피 관리에 도움이 될 뿐만 아니라, 항암 효과, 심장 질환 위험 감소 등의 효과까지 있는 것으로 알려져 있다.

참고로, EGCG는 수용성 성분이다. 따라서, 초임계 추출 방법으로 녹찻잎을 추출하게 되면, EGCG 성분은 거의 나오지 않는다. 열수 추출 방법을 적용하여야 한다.

녹찻잎을 초임계 추출법을 적용하여 '식용유' 용도의 오일을 추출하기도 한다. 이 식용유를 탈모 부위에 아무리 바르더라도 거기에는 탈모 치료에 도움이 되는 성분인 EGCG가 거의 없다. 즉, 용도에 따라 식물의 추출 방법이 달라져야 하고, 그 방법대로 추출한 것을 사용해야 그 용도의 목적에 부합하게 되는 것이다. 녹차 추출물이라고 해서 다 같은 것은 아니라는 것이다.

【 그림 】 녹차밭 전경

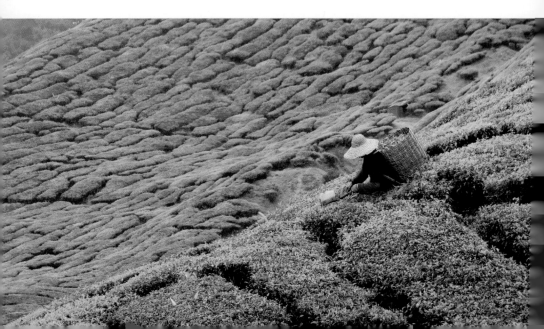

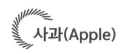
사과(Apple)

일본의 과학자들이 사과에는 'Procyanidin(프로사이아니딘) B2'라는 놀라운 물질이 들어 있다는 연구 논문들을 연달아 발표하였고, 이에 관한 심층적인 실증 연구에서 무려 300%의 모발 성장을 촉진한다는 사실을 입증하였다(참고 문헌 6).

2017년 이탈리아 과학자들도 일본 과학자들의 발표를 다시 한번 검증하기 위해 인간을 대상으로 실험을 실시하였다. 탈모 부위에 바른 이후 불과 2달 만에 모발 성장, 모발 밀도, 케라틴 함유의 증가가 나타났다(참고 문헌 28).

1% Procyanidin B2의 탈모 치료에 대한 효과는 미녹시딜이나 프로페시아보다도 오히려 더 높은 것으로 조사되었다.

우리나라 국립농업과학원은 2022년에 사과의 종류별, 부위별로 Procyanidin B2 함유량 차이가 얼마나 되는지를 연구하여 발표하였다 (국내산 사과의 품종별 Procyanidin B2, C1 함량 및 분석법 검증).

그 결과, 사과의 여러 종류 중 경북 문경에서 재배되는 '감홍'이라는 종류가 월등히 높고, 부위별로 보았을 때는 '껍질' 부위가 다른 부위의 5배에 달한다는 발표를 하였다.

Procyanidin B2는 모발을 성장시키는 성장 인자로서 모발의 성장과 밀도에 매우 뛰어난 효과를 보여 주었고, 어떠한 부작용도 발견되지 않았다.

미녹시딜은 기본적으로 'Potassium Channel Opener'로서, 두피 세포의 성장을 촉진함으로써 탈모 치료에 도움이 되는 것으로 잘 알려져 있다.

Procyanidin B2도 두피의 케라틴과 두피 세포의 성장과 이동의 촉진제로 작용할 뿐만 아니라, 모낭 주기의 성장기의 조기 도입을 촉진하는 것으로 연구 결과 밝혀졌다.

사과 추출물을 탈모 부위에 바르는 경우, 불과 2달 만에 모발 성장, 밀도 등에서 상당한 효과가 나타나기 시작하였고, 효과의 정도도 기존 약품인 미녹시딜이나 프로페시아에 결코 뒤지지 않는다는 것이 실제 실험 결과이다.

그리고, 매우 강력한 항산화 작용으로 염증을 치유하는 능력이 있을 뿐만 아니라, 모낭의 대부분을 구성하는 단백질 분해를 억제하는 효과가 있다.

연구 결과, Procyanidin B2는 인간 피부에 적용 시 매우 안전할 뿐만 아니라 알레르기 반응도 없는 것으로 밝혀졌다.

다만, 한 가지 고려해야 할 것은 우리가 과일로 먹는 일반 사과를 조금 더 먹거나 두피에 바른다고 해서 위의 연구 결과와 같은 성과를 거두기는 어렵다는 것이다. 왜냐하면, 위 실험들은 매우 농축된 형태의 재료를 활용한 경우에 해당하기 때문이다.

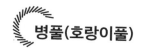

병풀(호랑이풀)

상처 치유에 많이 쓰이는 '마데카솔(Madecassoside)' 연고의 주성분으로 잘 알려진 식물이다. 앞서 언급한 바와 같이, 병을 치유하는 식물이라고 해서 붙여진 이름 '병풀' 또는 호랑이가 사냥을 하다 몸에 상처가 나면 이 식물 위에서 뒹굴어 상처를 치유한다 하여 '호랑이풀'이라고도 한다.

인도의 고대 의학 아유르베다에서는 최고 중의 최고라는 뜻으로 '브라마'라고 불렀으며, 중국 한의학에서도 매우 중요시하는 약재로 수천 년 전부터 활용하였다. 병풀은 맛이 없고, 향도 없고, 습지에서 잘 자란다.

병풀에는 Madecassoside(마데카솔)뿐만 아니라, Triperpene, Madasiatic Acid, Asiaticosides, Asiatic Acid, Brahmoside, Brahminoside, Centelloside와 약리적 작용 및 경로는 정확히 밝혀져 있지 않은 다양한 유효한 물질이 함유되어 있다.

병풀은 이름에 걸맞게 매우 다양한 약재로 사용된다. 상피 세포의 증식, 이동과 콜라겐 합성, 혈관 형성, 장력 형성, 항산화, 항염 작용 등의 효과로 상처 치료에 사용될 뿐만 아니라, 다양한 피부 관련 치료제로 사용된다.

이러한 특성으로 인해 피부 관리를 위한 화장품으로도 폭넓게 사용되고 있다.

병풀은 먹는 약으로도 널리 활용되고 있는 만큼 독성이 없고 안전한 것으로 알려져 있다. 다만, 피부에 바를 경우 잠시 따가운 느낌을 주고, 아주 드물게 알레르기 현상이 있을 수 있다. 하루에 여러 차례, 그리고 수년간 오랫동안 적용해도 비교적 안전하다는 것이다.

한 연구 결과에 따르면, 병풀 추출물은 숙성될 경우 항염 및 보습 효과가 뛰어나다고 한다. 숙성 결과, 아시아티코사이드(Asiaticosides)를 비롯한 전반적인 유효 성분 함량이 증가했으며 이는 숙성 병풀 추출물이 항염 효과와 보습 및 탄력 증진에 큰 효과를 가진다는 것이다.

또한 낮은 세포 독성으로 높은 생육 증진을 보인 것을 통해 면역 증진 효과를 입증했다.

병풀에 대한 그동안의 과학적 검증은 수백 건에 이를 정도로 하나하나 인용이 어려울 만큼 많이 이루어졌다.

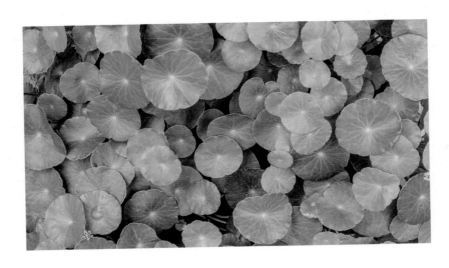

【 그림 】병풀

알로에 젤(Aloe Vera Gel)

우리는 매우 더운 나라를 여행하다가 화상을 입거나 예방하기 위해 알로에 젤을 바르는 경우를 경험했을 것이다. 아주 시원한 느낌에 흡수도 잘되고 효과도 탁월하다.

고대 마케도니아의 알렉산더 대왕이 대외 정복 원정 시 병사들의 상처 치료를 위해 사용하였고, 알로에라는 식물이 없었다면 대외 정복도 하지 못했을 것이라는 좀 과장된 듯한 풍문도 있다.

또한, 고대 이집트의 클레오파트라는 알로에 젤로 채워진 비밀 수영장을 만들어 한밤중에만 몰래 이용하여 피부를 관리하였고, 의학의 아버지 히포크라테스는 알로에로 임상을 하였다는 등 알로에와 관련된 일화는 많이 있다.

제2차 세계 대전 말인 1945년 일본 본토에 떨어진 두 개의 원자 폭탄으로 인하여 많은 사람이 방사능에 의한 화상을 입게 되었다. 그래서 여러 약을 다 써 봤지만 방사능으로 인한 화상은 낫지 않았다. 그런데 방사능으로 모든 생명체가 사라진 땅에서도 한 식물이 자라고 있는 것을 발견하게 되었다.

그래서 이 식물을 가져다가 상처에 발라 보았다. 그랬더니 신기하게 상처를 낫게 할 뿐만 아니라 흉터도 남기지 않았다. 바로 이 식물이 알로에다.

고대 그리스 과학자들은 '만병통치약'으로, 그리고 이집트인들은 '불멸의 식물'로 불렀을 정도로 알로에는 현재에도 미국, 유럽 등에서 각종 식용, 화장품, 치료용으로 가장 많이 사용하는 백합과 식물이다.

식물 중 식용 및 약용으로 활용되어 전 세계적으로 가장 큰 시장을 형성하고 있는 것이 알로에라고 한다. 그만큼 많은 분야에서 활용되고 있는 것이다.

알로에는 250여 종이 있다. 이 중에서 Aloe Vera Linne과 Aloe Aborescns라는 두 종류만 치료 목적으로 사용된다.

피부 진정제, 자외선 차단제, 세정, 항균 및 항염 작용을 통한 상처 치료, 피부 염증 치료제 등 피부학에 거의 쓰이지 않는 곳이 없을 정도로 광범위하게 활용되고 있다. 물론 화장품 용도로도 많이 쓰인다.

2006년 한 연구 결과에 따르면, 알로에 젤에는 C-glucosyl chromone이라는 물질이 있어 두피의 비듬과 염증에 탁월한 효과가 있는 것으로 밝혀졌다(참고 문헌 31).

알로에에는 Polysaccharides, Vitamins(A, C, E, B12), Folic Acid, Tannins, Enzymes, Minerals, Salicylic Acids, Fatty Acide, Amino Acids 등 피부에 도움이 되는 무려 75가지의 물질이 포함되어 있어, 두피에 바를 경우 각종 영양분을 공급하는 역할을 한다.

특히, 비활성 물질인 'Lignin'이라는 물질은 피부에 접촉했을 때 막혀 있는 모공을 열어 주어 자신뿐만 아니라, 당김 효과(Pull Effects)에 의해 다른 유용한 성분들도 분자의 무게에 반비례하게 매우 딱딱한 피부 속 깊숙이 흡수되도록 한다.

잎의 가장 안쪽에 있는 천연 젤의 약 3%를 차지하는 사포닌은 천연 계면활성제로, 훌륭한 피부 투과 촉진제 작용뿐만 아니라 콜라겐 형성 및 혈류의 개선으로 탈모 예방 및 치료 효과를 준다.

한편, 피지샘에서 나오는 과도한 기름 등을 제거하는 데도 매우 효과적이다. 여타의 화학 제품과는 달리, 알로에에 들어 있는 '에모딘 성분'은 머릿결 손상이 없고 머릿결을 부드럽고 빛나게 하는 효과가 있다.

알로에는 건조한 사막 기후에서도 자체 내 다량의 수분을 저장해 강한 생명력을 나타낸다. 이러한 특성 등을 반영하듯, 탈모의 원인이 되는 건조한 두피에 'Mucopoly-saccharides'라는 함유 물질이 수분을 묶어 두는 역할을 함으로써 보습 효과를 준다.

충분히 경로나 물질들이 밝혀지지는 않았지만 Mucopoly-saccharides뿐만 아니라 여러 성분이 복합적으로 작용하여 피부에 수분을 공급하고, 피부 친화적 역할을 하고 있다.

한편, 함유된 각종 호르몬은 세포 사이의 콜라겐과 탄력 섬유를 생산하여, 피부 주름을 줄여 주고 피부 조직을 탄력 있고 부드럽게 하여 Anti-aging 효과가 뛰어나다.

두피의 열이 높아질 경우 머리카락을 생산하는 모낭의 세포들이 노화하거나 제 기능을 하지 못해 탈모를 촉진하기도 한다. 알로에는 Cooling Effect가 크다.

『동의보감』에서도 알로에 젤은 찬 성질이 있어 심장의 열과 답답한 증상을 완화시키는 등 몸속의 열을 내려 주는 효능이 있으면서도 독은 없다고 정의했다.

알로에에 들어 있는 '알로에틴'이나 '알로마이신' 등은 신체 내의 유해 물질을 분해하는 작용을 하고, '뮤신'이라는 성분은 세포의 노화를 방지하고 피부의 탄력을 증가시키는 효능이 있다.

또한, 알로에는 '면역력 강화'에도 도움이 크다고 알려져 있다. 정확한 기제는 밝혀지지 않았으나, 풍부한 다당체와 식이 섬유들이 도움을 주는 것으로 추정된다.

피부를 위한 식물, 다시 말하면 두피와 탈모를 위한 식물이라고 불러도 손색이 없을 식물이다.

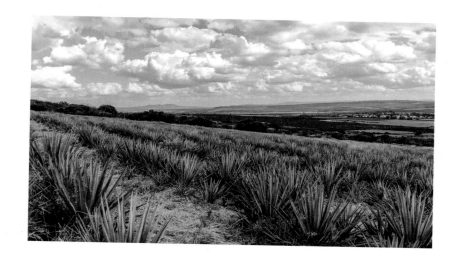

박하(Peppermint)

유럽이 원산지이다. 그리스, 이집트, 로마 등에서 매우 오래전부터 약제나 식용의 향료로 사용해 왔다.

박하 잎에서 추출되는 주요 성분은 '멘톨(Menthol)'이다. 소화를 촉진하여 위장 계통의 약제나 두통 치료제로 널리 사용될 뿐만 아니라, 화장품, 향수 등으로도 활용된다.

멘톨은 매우 강력한 흡수 촉진제이며, 접촉 부위의 혈관을 확장하여 혈액 순환을 향상시킴으로써 모낭에 필요한 영양분이 충분히 공급될 수 있도록 할 뿐만 아니라 모낭이 피부 조직에 잘 생착할 수 있도록 도움을 준다.

피부 투과 촉진제로서 2% 멘톨은 8% Azone의 절반 수준의 효과를 보였고, 멘톨 오일은 더욱 높은 효과를 보여 주었다.

또한, 강력한 항산화제이자 항진균제 및 항염증 성분이 풍부히 함유되어 있어 모발 염증이나 가려움증을 치유함으로써, 탈모 방지 및 모발 성장에 도움을 준다.

두피의 열을 낮추어 주는 'Cooling Effect' 역시 뛰어나다. Cooling Effect는 화장품 등에서도 널리 활용되고 있다. 또한, 부분적인 마취 효과와 진통제 역할을 한다.

마우스를 대상으로 한 미녹시딜 등과의 비교 연구 실험(참고 문헌 18)에서 박하는 모유두의 혈관 형성 등으로 모발 생성이나 조직학적 분석에서 비교 대상인 미녹시딜 등 어떤 물질보다도 더 우수한 결과를 나타냈다.

박하 오일은 미국 FDA가 일반적으로 안전한 물질(GRAS)로 분류하고 있다. 여타의 연구에서도 강한 양에 대해서도 독성이 거의 없는 것으로 판명되었다.

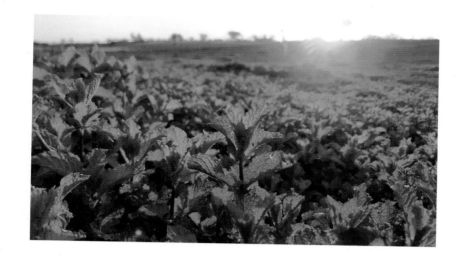

【 그림 】 박하

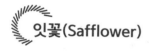
잇꽃(Safflower)

국화과 식물로 이란, 북서부 인도, 러시아, 중국 사천성, 강소성, 하북성, 하남성 지역에서 자생하거나 재배되고 있다.

잇꽃은 붉은색과 노란색으로 생리적 활성을 가진 색소가 포함되어 있어 직물 염색용 등으로도 사용하였고, 잇꽃으로 만든 차는 열을 내리는 발한용으로 사용된다.

잇꽃은 주로 플라보노이드 성분을 함유하고 있고, 항산화, 항종양, 면역 조절 작용 등으로 중국 약전뿐만 아니라 미국 약전, 한국 약전 등에 등재되어 있다. 홍화유는 불포화 지방산이 풍부하여 식용유로 미국, 유럽에서 널리 사용된다.

한 실증적 비교 연구(참고 문헌 21)에 따르면, 잇꽃 추출물은 미국 FDA
의 승인을 받은 프로페시아나 미녹시딜보다도 5AR 효소를 억제하고,
모발의 성장을 촉진하는 것으로 밝혀졌다.

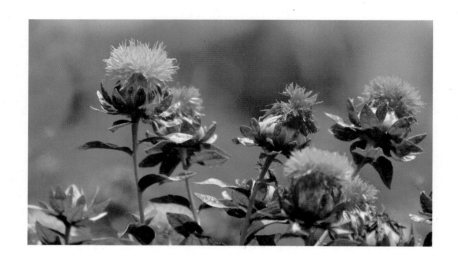

【 그림 】 잇꽃

인디언 구스베리(Indian Gooseberry)

인도 전통 의약술인 'Ayurbeda(아유르베다, 생명에 관한 지식이라는 뜻)'에서
는 인디언 구스베리를 '매우 성스럽고, 각종 치료에 효과가 좋은 식물'
로 표현하고 있다. 특히, 모발 관련한 치료에 널리 활용되고 있고, 태국
에서 특히 탈모 치료제로 널리 활용되고 있다.

모발이 잘 자라나기 위해서는 모낭이 충분한 영양분을 공급받을 수 있도록 혈액 순환이 매우 중요하다. 인디언 구스베리는 혈액 순환을 자극하는 알칼로이드, 플라보노이드, 아미노산을 함유하고 있다.

철분(Iron)이 풍부하여 혈액에 산소를 충분히 공급하고 모발의 성장과 유지에 필수적인 철분 대사(Iron Metabolism)를 촉진한다.

또한, 피부 조직을 강화시키는 콜라겐 합성에 도움이 되는 비타민 C가 특히 풍부하다. 모유두의 성장을 촉진하고, 5AR 효소를 억제하는 폴리페놀과 모발 형성 물질인 칼슘도 풍부하다.

인디언 구스베리는 리올레릭산, 올레익산 등 불포화 지방산도 풍부하여 머리의 염증, 비듬 등을 막아 주는 강력한 항산화제이다.

모낭 주변에 열이 과도할 때 이를 제어할 수 있는 타닌이 들어 있어, Coolant로서 작용하고, 모발 조직을 구성하는 케라틴 단백질이 타닌과 쉽게 결합하여 모발이 잘 자라나게 한다.

한 실증적 비교 연구(참고 문헌 21)에 따르면, 인디언 구스베리 추출물은 미국 FDA의 승인을 받은 프로페시아나 미녹시딜보다도 5AR 효소를 억제하고, 모발의 성장을 촉진하는 것으로 밝혀졌다.

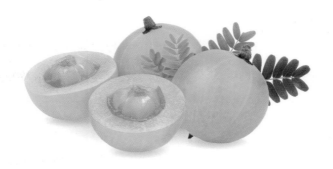

【 그림 】인디언 구스베리(Indian Gooseberry)

포도씨유(Grapeseed Oil)

일본의 과학자 중 Tomoya Takahashi라는 정말 대단한 사람이 있다. 탈모에 좋은 식물을 찾아내기 위해 무려 1,000여 종의 식물을 연구하였다고 한다.

앞에서 언급한 사과에 '프로사이아니딘(Procyanidin) B2'라는 물질이 있다는 사실을 발견한 일본인이 바로 이 과학자이다. 그래서 (참고 자료 6)에서도 인용한 바 있다.

Tomoya Takahashi의 집념도 정말 대단하지만, 그만큼, 일본도 탈모 문제가 우리나라 이상으로 심각한 상황인 듯하다.

실제로 조사를 해 보면, 한국, 일본, 중국, 3개국 중 일본의 전체 인구 대비 탈모 인구 비중이 약 30%로 가장 높게 나타난다고 한다.

3개국만 비교한 이유는 인종마다 피부 색깔이 다르듯 탈모 현상도 인종마다 조금씩 다르기 때문이다. 백인종이 우리 황색 인종보다 탈모 인구 비중이 더 높다. 피부암 비율도 월등히 높은 것 등을 감안하면, 우리의 피부가 기능적인 측면에서는 전반적으로 백인종보다 더 튼튼한 것 같다.

아무튼, Tomoya Takahashi라는 과학자는 사과뿐만 아니라 포도씨 유도 탈모에 뛰어난 효과가 있다는 사실을 밝혀냈다.

포도씨 추출물 속의 황산화제(OPC, Oligomeric Proantocyanidin)는 혈관을 보호하고 고혈압 예방과 천연 혈액 희석제로 작용한다.

프로안토사이아니딘(Proantocyanidin)은 응축된 타닌의 일종으로 다중 형태이다. 이 물질은 포도씨유뿐만 아니라, 사과, 송진, 야자에도 포함되어 있다.

이 물질은 기본적으로 황산화제로, 항염증 작용과 함께 모세혈관 등의 보호 기능을 한다. 흥미로운 사실은 단일 형태 분자 구조는 모발의 성장 촉진 성질을 갖고 있지 않다는 것이다. 따라서, 모발 성장 촉진 작용은 다중 형태 분자 구조에 달려 있다는 것이다.

Tomoya Takahashi의 연구에 따르면, 포도씨로부터 추출한 프로안토사이아니딘(3%)이 미녹시딜(1%)보다 모낭 세포의 증식에 더 효과적(230:160)이라고 한다.

또한, 모낭 주기의 성장기 전환 촉진 효과는 프로안토사이아니딘(3%)과 미녹시딜(1%)이 비슷하였다.

프로안토사이아니딘은 피부 컨디셔너로 널리 사용되고 있고, 어떠한 부작용도 없는 것으로 나타났다.

포도씨유는 리놀레인산을 함유하고 있어 피부에 보습과 영양을 주면서도 유분이 적어 지성 피부에 적합하다. 사용감이 가벼워 여름에 사용하는 로션에 많이 들어간다.

위 내용을 한마디로 요약하면, 포도씨유가 미녹시딜 치료 약에 결코 뒤지지 않는 탈모 치료 효과가 있다는 것이다.

어성초

어성초는 최근 들어 정말 유명해진 식물이다. 탈모 치료에 없어서는 안 될 식물처럼 인식되고 있다. 생선 비린내가 난다고 해서 어성초라고 불린다.

그런데, 어성초의 탈모 치료 효과에 대해 구체적으로 연구한 결과들은 그 인기에 비해서는 많지 않았다. 외국의 연구 논문은 찾아볼 수가 없었다. 인기와 과학적 근거가 반드시 비례하는 것은 아닌 듯하다.

아무튼, 어성초는 식용뿐만 아니라 전통적으로 폐렴, 고혈압, 고혈당, 면역 강화제 및 항암제 등으로 활용되어 왔다. 또한, 항산화, 항염 효과 등도 알려져 있다.

국내 연구진의 실증적인 연구(참고 문헌 19)에서도 탈모 치료제로서의 훌륭한 효과가 입증되었다.

즉, 어성초 추출물은 세포들의 에너지 신진대사(Metabolism) 촉진과 유전자 표현 조절을 통하여 모유두의 생성과 성장기를 연장하는 효과가 탁월한 것으로 나타났다.

한편, 비만이나 고혈당은 탈모와 밀접한 상관관계가 있는 것으로 알려져 있다. 어성초는 신진대사를 활성화함으로써 항비만(Anti-obesity) 효과도 탁월한 것으로 또 다른 국내 연구진에 의해 밝혀졌다(참고 문헌 20).

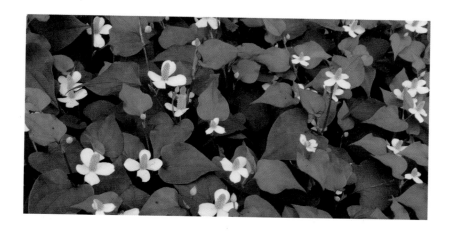

【 그림 】 어성초

※ 식물의 변질

식물의 질 변화는 부패, 변패, 산패, 발효 등 다양하다. 이 중 인간에게 유익하게 변화하는 경우도 있지만, 해로운 방향으로 변화하는 경우가 많다.

'부패'는 단백질 성분이 썩는 것이다. 이 과정에서 암모니아가 발생하면서 악취가 나게 된다.

동물이나 식물이나 지방은 에너지원이고 에너지의 저장 수단이 된다. 식물은 대부분 열매에 지방을 저장한다. 우리 인간은 이 열매들을 채취하여 식물성 지방을 얻어 식용유 등으로 이용한다. 이렇게 채취한 식물성 지방(기름, 오일)이 산화되는 것을 '산패'라고 한다. 튀김 오일을 오래 사용하면 검게 변하게 되는 것과 같은 원리이다.

단백질, 지방 이외에 탄수화물이나 식이 섬유, 당질이 나쁘게 변질되는 것을 '변패'라고 부른다.

반면 바람직한 방향으로 변화하는 경우도 있다. 이런 경우를 보통 '발효'라고 부른다. 식빵, 간장, 된장, 치즈, 요구르트와 같은 경우이다. 곡물로 술을 만들거나 포도즙으로 와인을 만들거나 삭힌 홍어 등도 이에 해당한다.

식물이 나쁜 방향으로 변질되는 것을 막기 위해 여러 가지 방법이 사용된다.

가장 간단한 수단이 온도를 조절하는 것이다. 미생물은 15~37도에서 잘 생육하므로, 낮은 온도에서 '냉장 보관'하거나 열을 가하여 미생물을 사멸시킨

후 보관하는 것이 대표적이다.

미생물이 생육하는 데 필요한 수분을 제거하여 건조시키거나 산소를 차단하기 위하여 '진공 포장'하고, 잔존 산소의 농도를 낮추기 위해 '질소 가스를 충전'하는 방법이 사용된다.

또한, 부패균은 pH 5.0 아래에서는 생육이 어려우므로, 젖산, 초산 등으로 산도를 낮추면 부패하지 않는다. 이 원리를 이용한 것이 '산절임법'이며, 피클이나 발효유 등이 그 예이다.

/ 이 책을 마치며 /

이 책 내용 중 가장 강조하고 싶은 한 가지는 바로 이것이다. **"탈모를 예방하고 치료하기 위해서는 다른 방법에 앞서, 린스는 가급적 쓰지 말고, 샴푸는 현재 사용하는 횟수를 3분의 1 수준으로 줄이라."**는 것이다. 유전적 요인이야 어쩔 수 없는 측면이 있지만, 이들이 후천적 탈모의 주범이기 때문이다.

나는 어느 시점부터 이렇게 하고 있는데, 크게 불편한 것이 없을 뿐만 아니라 두피가 건강해진다는 느낌이 든다.

나만 특별히 지저분한 성격이라서 불편을 못 느끼는 것은 아닌 듯하다. 이 정도로도 충분했던 것이다. 이것만 잘 실천해도 상당한 효과가 있을 것으로 나는 확신한다.

탈모가 탈모인에게 미치는 영향은 단순한 미용의 차원의 문제가 아니다. 일반인이 생각하는 것보다 훨씬 크고 심각한 경우도 의외로 많다. 앞서 언급한 바와 같이 당사자만이 아는 고통과 외로움이라는 표현이 적절할지도 모르겠다.

아직 돈이 많지 않은 젊은이들이 조금이라도 돈을 아끼기 위해 소위 탈모인들의 성지라고 하는 의원을 찾아다니지 않도록 하는 것이 필요하다.

무엇보다 이 책이 탈모로 고통을 받고 있는 분들에게 조금이라도 희망이 되고 길잡이 역할이 되었으면 하는 바람이다.

어떤 처방이든 모든 사람에게 동일한 효과를 주는 것은 없다. 각자에게 맞는 약이 있듯이, 여러 환경적 제약 등으로 각 개인이 활용할 수 있는 방법도 제약이 있을 수 있고 다양할 것이다.

그중에서 우리 가까이에 있는 방법들을 찾아보는 것도 좋은 방안이라고 생각한다.

탈모와의 싸움은 긴 마라톤과도 같은 것이다. 꾸준히 할 수 있는 방법이어야 한다. 탈모는 그래야 효과가 있다는 것을 우리는 알기 때문이다.

설령 어떤 방법이나 치료제가 탈모방지에 도움이 된다고 하더라도 그것이 또 다른 스트레스 요인이 된다면, 그 방법보다는 조금은 부족할지 모르지만 다른 방법을 찾는 것이 좋다고 생각한다.

탈모에 나쁜 영향이 있을지도 모른다는 이유로 너무 지나치게 조심하는 것도 바람직해 보이지 않는다. 모든 것이 지나치면 그에 상응하는 부작용과 대가가 뒤따르기 마련이기 때문이다.

예컨대, 피나스테리드에 대해서는 "임신한 여성은 물론이거니와 임신 가능성이 조금이라도 있는 여성은 만져서도 안 된다."라고 엄중히 경고하고 있다. 이는 동물 실험에서 '피나스테리드를 먹인 동물'이 성기 기형의 새끼를 낳았기 때문이다.

그러나, 이와 같은 엄중 경고는 조심하는 차원을 넘어 너무 지나치다고 생각된다. 어떤 고체 약을 잠시 만진다고 이것이 피부를 뚫고 들어가지는 못할 것이기 때문이다. 그런 물질을 발견한다면 노벨상을 몇 번을 받고도 남을 것이다.

임산부 주변에는 이보다 훨씬 위험한 요인들이 더 많다고 생각되고 모든 것을 지나치게 주의하다가는 그 위험보다는 지나친 조심에 따른 스트레스에 숨이 막혀 병이 날 확률이 높을 것이다. 우리 인생 자체가 많은 위험 속에 살 수밖에 없는 것은 불가피한 일이다.

이 책 내용의 상당 부분은 앞서 연구해 놓은 분들의 것을 차용하였음을 부인할 수 없다. 그러나, 소화를 시켜서 스스로의 표현이 되도록 노력하였고, 최대한 쉽게 표현하려고도 했다.

한편으로는, 기회가 있을 때마다 새로운 시각에서 의문을 가지려고 노력했다. 그리고 이에 대한 만족할 만한 해답을 찾기 위해 나름 혼신의 힘을 기울였다. 그러나, 여전히 부족한 부분이 많이 있다.

여러 자료를 읽다가 노트나 노트북에 내용만 기록해 놓은 것들(메모 당시에는 책을 쓰리라고는 상상을 못 했다)을 일부 책 내용으로 하다 보니, 일부 내용을 차용하였음에도 시간의 경과 등으로 인해, 하나하나 인용하는 것은 거의 불가능한 상황이 되어 버렸다.

충분한 인용구를 달지 못하고 인용을 한 측면이 있어 미안한 마음이다. 많이 참고한 자료는 주요 참고 문헌이란 이름으로 별도로 첨부하는 형식을 취하였다.

이 책 출판이 가능했던 것은 여러 분야의 전문가분이 아낌없이 본인이 터득한 지식을 나누어 주고, 성의 있게 자문을 해 주었기 때문에 가능했다. 지면을 빌려 감사의 말씀을 드린다.

마지막으로, 부족한 글을 끝까지 읽어 주신 독자 여러분께 감사드린다. 끝.

/ 주요 참고 문헌 /

1 Chittur S, Parr B, Marcovici G. **Inhibition of inflammatory gene expression in keratinocytes using a composition containing carnitine, thioctic Acid and saw palmetto extract.** Evid Based Complement Alternat Med 2011; 2011: 985345.

2. Thornfeldt CR. **Chronic inflammation is etiology of extrinsic aging. J Cosmet Dermatol** 2008; 7: 78–82.

3. Kwon OS, Han JH, Yoo HG et al. **Human hair growth enhancement in vitro by green tea epigallocatechin-3-gallate (EGCG).** Phytomedicine 2007; 14: 551–5.

4. Kim YY, Up No S, Kim MH et al. **Effects of topical application of EGCG on testosterone-induced hair loss in a mouse model.** Exp Dermatol 2011; 20: 1015–7.

5. Murata K, Takeshita F, Samukawa K et al. **Effects of ginseng rhizome and ginsenoside Ro on testosterone 5areductase and hair re-growth in testosterone-treated mice.** Phytother Res 2012; 26: 48–53.

6. Kamimura A, Takahashi T, Watanabe Y (2000) **Investigation of topical**

application of procyanidin B-2 from apple to identify its potential use as a hair growing agent. Phytomedicine 7:529–536

7. Kwon OS, Han JH, Yoo HG, Chung JH, Cho KH, Eun HC, KimKH (2007) Human hair growth enhancement in vitro by greentea epigallocatechin-3-gallate (EGCG). Phytomedicine 14:551–555

8. Herman A, Herman AP (2013) Caffeine's mechanisms of action and its cosmetic use. Skin Pharmacol Physiol 26:8–14

9. Prager N, Bickett K, French N, Marcovici G (2002) A randomized, double-blind, placebo-controlled trial to determine the effectiveness of botanically derived inhibitors of 5-alpha-reductase in the treatment of androgenetic alopecia. J Altern Complement Med 8:143–152

10. Pumthong G, Asawanonda P, Varothai S, Jariyasethavong V, Triwongwaranat D, Suthipinittharm P, Ingkaninan K, Leelapornpisit P, Waranuch N (2012) Curcuma aeruginosa, a novel botanically derived 5a-reductase inhibitor in the treatment of male-pattern baldness: a multicenter, randomized, double-blind, placebo-controlled study. J Dermatol Treat 23:385–392

11. Greenberg JH, Katz M (1996) Treatment of androgenetic alopecia with a 7.5% herbal preparation. J Dermatol Treat 7:159–162

12. Gupta PK, Chauhan NS, Pathak A (2013) Effect of Trigonella foenum – graecum Linn. (seeds) and Butea monosperma Lam.(flowers) on chemotherapy-induced alopecia. Spatula DD 3:121–125

13. Hiipakka, R.A., Zhang, H.Z., Dai, W., Dai, Q., Liao, S., 2002. **Structure-activity relationships for inhibition of human 5alpha-reductases by polyphenols.** Biochem. Pharmacol. 63, 1165-1176

14. M. S. Baliga and J. J. Dsouza, **"Amla (Emblica officinalis Gaertn), a wonder berry in the treatment and prevention of cancer,"** European Journal of Cancer Prevention, vol. 20, no. 3, pp. 225-239, 2011.

15. R. S. Thakur, H. S. Puri, and A. Husain, **Major Medicinal Plants of India, Central Institute of Medicinal and Aromatic Plants**, Lucknow, India, 1989

16. Ji Young Oh,corresponding author1 Min Ah Park,2 and Young Chul Kim, **Peppermint Oil Promotes Hair Growth without Toxic Signs**, 2014 Dec; 30(4): 297-304.

17. Jaeyoon Kim,a Jae young Shin,a Yun-Ho Choi, a Mi Jang,aYou Jin Nam,b So Young Lee,a JeongHoon Jeon, **Hair Growth Promoting Effect of Hottuynia cordata Extract in Cultured Human Hair Follicle Dermal Papilla Cells** Biol. Pharm. Bull. 42, 1665-1673 (2019)

18. Jing-Hua Wang1, Shambhunath Bose2, Na Rae Shin1, Young-Won Chin3, Young Hee Choi 4 and Hojun Kim1, **Pharmaceutical Impact of Houttuynia Cordata and Metformin Combination on High-Fat-Diet-Induced Metabolic Disorders**: Link to Intestinal Microbiota and Metabolic Endotoxemia, Endocrinol. 9:620. doi: 10.3389/fendo. 2018

19. Naphatsorn Kumara Wandee Rungseevijitprapab Nual-Anong

Narkkhongc MaitreeSuttajitd Chaiyavat Chaiya, 5α-reductase inhibition and hair growth promotion of some Thai plants traditionally used for hair treatment, Journal of Ethnopharmacology Volume 139, Issue 3, 15 February 2012, Pages 765-771

20. Murugusundram S. Serenoa Repens: does it have any role in the management of androgenetic alopecia? J Cutan Aesѣthet Surg 2009; 2: 31-2.

21. Adhirajan N, Dixit VK, Chandrakasan G. Development and evaluation of herbal formulations for hair growth. Indian Drugs 2001; 38: 559-63

22. Yunes Panahi, PhD;1 Mohsen Taghizadeh, PhD Rosemary Oil vs Minoxidil 2% for the Treatment of Androgenetic Alopecia: A Randomized Comparative Trial. Skinmed 13:15-21

23. Anna Herman 1, Andrzej P Herman Topically used herbal products for the treatment of hair loss: preclinical and clinical studies, Arch Dermatol Res 2017 Oct;309(8):595-610.

24. T W Fischer 1, U C Hipler, P Elsner Effect of caffeine and testosterone on the proliferation of human hair follicles in vitro. Int J Deratol 46:27-35

25. Anna Herman 1, Andrzej P Herman Essential oils and their constituents as skin penetration enhancer for trans dermal drug delivery: a review, J pharmacol 67:473-485

26. R. P. Singh S. Parpani, R. Narke, R. Chavan **Phytosome: recent advanc reseach for Novel Drug Delivery System.** Asian J Pharm Res Development 2:15–29

27. Ajazuddin 1, S Saraf(2010) **Applications of novel drug delivery system for herbal formulations**, Fitoterapia 81:680–689

28. Gian Carlo Tenore, Domenico Caruso, Giuseppe Buonomo, Maria D'Avino, Rita **Annurca Apple Nutraceutical Formulation Enhances Keratin Expression in a Human Model of Skin and Promotes Hair Growth and Tropism in a Randomized Clinical Trial** DOI: 10.1089

29. Qiudong Jiang,a,b, Yeming Wu,a,b, **Development of essential oils as skin permeation enhancers: penetration enhancement effect and mechanism of action** 2017; 55(1): 1592–1600. Published online 2017 Apr 12

30. Kiran Sharma, Ashu Mittal, **Aloe Vera as Penetration Enhancer** Int. J. Drug Dev. & Res. | January – March 2015 | Vol. 7 | Issue 1

31. Bozzi, A., Perrin, C., Austin, S., Arce, V. F., 2006. **Quality and authenticity of commercial aloe vera gel powders.** Food Chem. 103(1), 22–30.

32. Jörn Michael Völker Nadine Koch Maike Becker Adolf Klenk, **Caffeine and Its Pharmacological Benefits in the Management of Androgenetic Alopecia**: A Review, Skin Pharmacol Physiol 2020;33:153–169

33. TBos JD, Meinardi MMHM. **The 500 Dalton rule for the skin penetration Jan D. Bos and of chemical compounds and drugs.** Exp Dermatol 2000: 9: 165–169.

34. **Caffeine neutralises the negative effect of testosterone,** Conducted at the Clinic and Polyclinic for Dermatology and Venerology of the University of Hamburg–Eppendorf

35. Yi Zhang, Mingming Xiang, Yun Wang, Jun Yan, Yijun Zeng, Jin Yu, Tian Yang, **Bulge cells of human hair follicles: segregation, cultivation and properties,** Colloids and Surfaces B: Biointerfaces 47 (2006) 50–56